人体经络穴位

速查手册

主编　郭长青

中国健康传媒集团
中国医药科技出版社

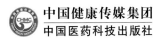

内容提要

本书详细介绍了十二经脉、任脉、督脉和经外奇穴的取穴定位及功能主治。对于穴位的文字描述分别设有主治、科学定位和快速取穴，科学定位是对每个穴位的标准描述，语言准确精练，但是其中往往会涉及一些解剖学的术语，读者不易理解，因此我们在书中又特别添加了快速取穴的内容。为了读者形象直观地查找，每条经络都配以彩图。本书可供中医爱好者和中医专业人士使用参考。

图书在版编目（CIP）数据

人体经络穴位速查手册 / 郭长青主编 . -- 北京：中国医药科技出版社，2016. 10（2025. 4 重印）.

ISBN 978-7-5067-8657-7

Ⅰ. ①人… Ⅱ. ①郭… Ⅲ. ①经络－图集②穴位－图集 Ⅳ. ① R224.4

中国版本图书馆 CIP 数据核字 (2016) 第 193668 号

人体经络穴位速查手册

美术编辑 陈君杞

版式设计 大隐设计

文字统筹 贾云哲

出版 中国健康传媒集团 | 中国医药科技出版社

地址 北京市海淀区文慧园北路甲 22 号

邮编 100082

电话 发行：010-62227427 邮购：010-62236938

网址 www.cmstp.com

规格 889 × 1194mm $^{1}/_{16}$

印张 3 $^{3}/_{4}$

字数 70 千字

版次 2016 年 10 月第 1 版

印次 2025 年 4 月第 10 次印刷

印刷 北京盛通印刷股份有限公司

经销 全国各地新华书店

书号 ISBN 978-7-5067-8657-7

定价 19.80 元

目录

手太阴肺经经穴

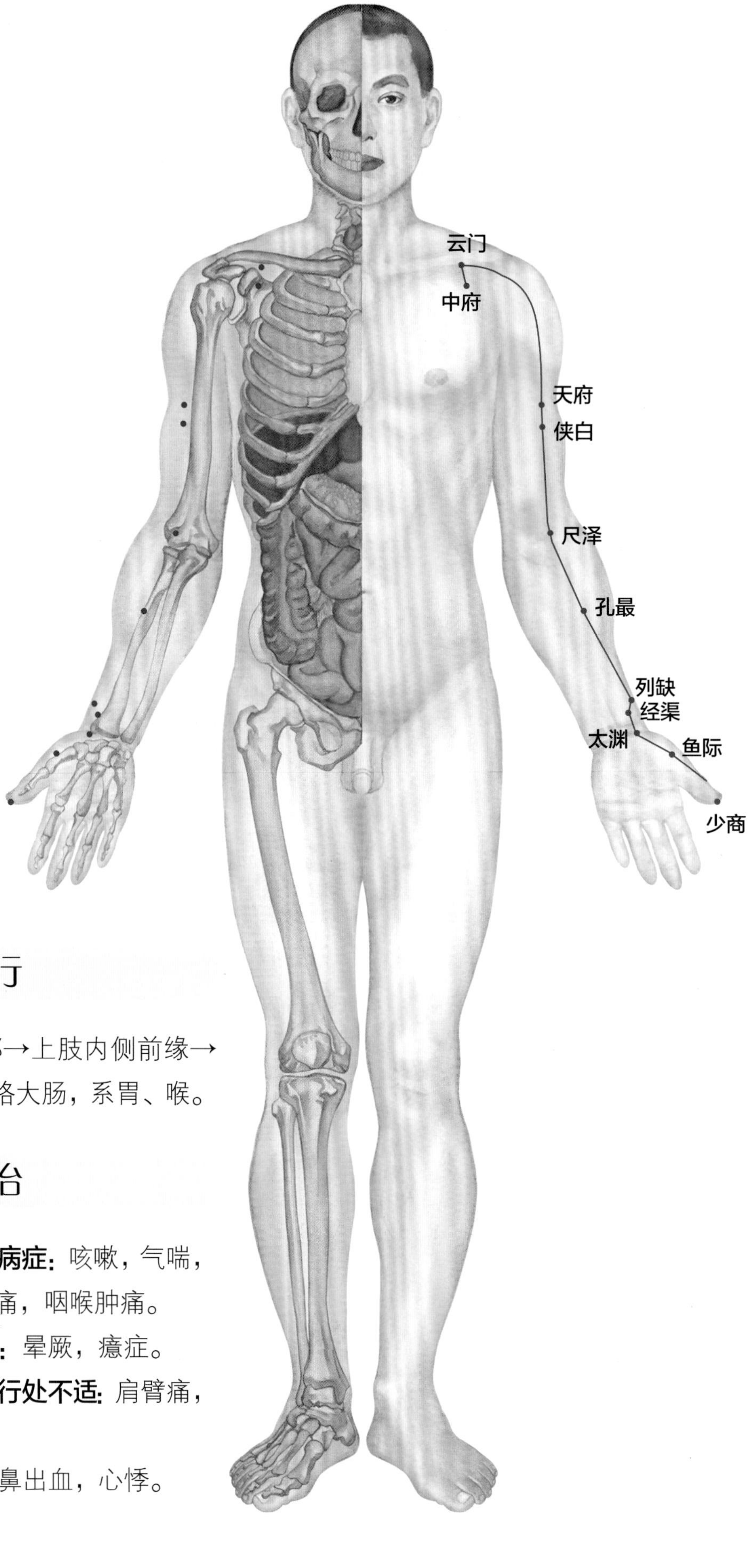

经络循行

● 侧胸部→上肢内侧前缘→拇指端，属肺络大肠，系胃、喉。

疾病主治

● **呼吸道病症：**咳嗽，气喘，咳血，胸部满痛，咽喉肿痛。

● **神志病：**晕厥，癔症。

● **经脉循行处不适：**肩臂痛，手腕痛。

● **其他：**鼻出血，心悸。

穴位	主治	科学定位	快速取穴
中府	咳嗽，气喘，胸痛，肩臂痛，支气管炎	在胸部，横平第 1 肋间隙，锁骨下窝外侧，前正中线旁开 6 寸	正立，双手叉腰，锁骨外侧端下方有一凹陷，该处再向下 1 横指
云门	咳嗽，气喘，胸痛，肩痛	在胸部，锁骨下窝凹陷中，肩胛骨喙突内缘，前正中线旁开 6 寸	正立，双手叉腰，锁骨外侧端下方的三角形凹陷处即是
天府	咳嗽，气喘，健忘，鼻出血，吐血，肩臂疼痛	在臂前区，腋前纹头下 3 寸，肱二头肌桡侧缘处	臂向前平举，俯头，鼻尖接触上臂内侧处
侠白	咳嗽，气喘，胸闷，上臂内侧神经痛	在臂前区，腋前纹头下 4 寸，肱二头肌桡侧缘处	取坐位，肘横纹上 5 寸，肱二头肌腱外侧缘
尺泽	咳嗽，气喘，咽喉肿痛，小儿惊风，吐泻，肘臂痉挛疼痛	在肘区，肘横纹上，肱二头肌腱桡侧缘凹陷中	在肘部，肘横纹上，肱二头肌腱桡侧缘凹陷中
孔最	咳嗽，气喘，咯血，失音，咽喉肿痛，痔疮	前臂前区，腕掌侧远端横纹上 7 寸，尺泽与太渊连线上	手臂向前，仰掌向上，另手拇指在上，握住前臂中段处，拇指指甲垂直下压处即是
列缺	咳嗽，气喘，偏头痛，颈椎病，咽喉痛，手腕无力	前臂，腕掌侧远端横纹上 1.5 寸，拇短伸肌腱与拇长展肌腱之间，拇长展肌腱沟的凹陷中	两手虎口相交，一手食指压另一手桡骨茎突上，食指尖到之凹陷处
经渠	咳嗽，气喘，咽喉疼痛，胸背痛，手腕痛，气管炎	在前臂前区，腕掌侧远端横纹上 1 寸，桡骨茎突与桡动脉之间	伸手，掌心向上，用一手给另一手把脉，中指所在位置
太渊	咳嗽，气喘，咽喉疼痛，失音，胸闷，心痛，头痛，牙痛，口眼歪斜，手腕疼痛无力，呕吐，遗尿，糖尿病	腕前区，桡骨茎突与舟状骨之间，拇长展肌腱尺侧凹陷中	掌心向上，在掌后第 1 横纹上，可摸到脉搏跳动处
鱼际	咳血，扁桃体炎，头痛，乳腺炎，手指痛，心悸，小儿单纯性消化不良	在手外侧，第一掌骨桡侧中点赤白肉际处	一手轻握另一手手背，被握之手弯曲拇指，指尖垂直下按第 1 掌骨中点
少商	咽喉肿痛，中风昏迷，小儿惊风，热病，中暑呕吐	在手指，拇指末节桡侧，指甲根角侧上方 0.1 寸（指寸）	用一手食指、拇指轻握另一手拇指指腹，被握住的拇指伸直，另一手拇指弯曲掐按伸直的拇指甲角边缘处

手阳明大肠经经穴

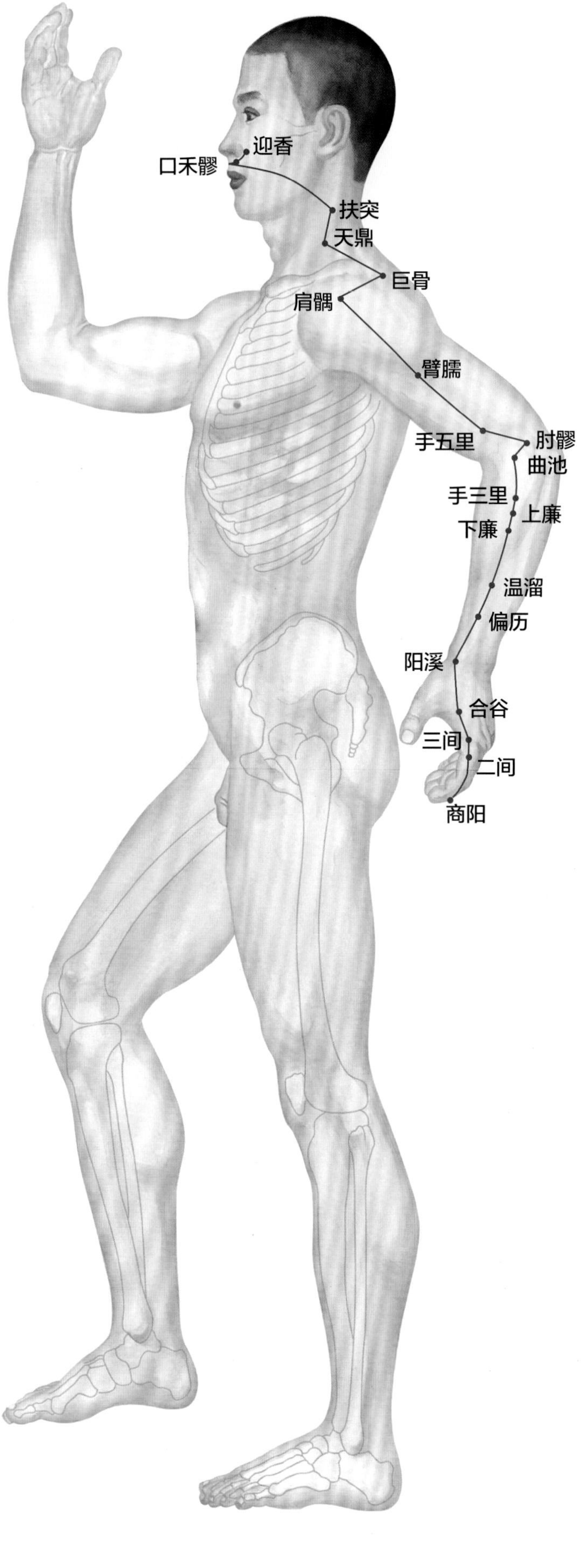

迎香
口禾髎
扶突
天鼎
巨骨
肩髃
臂臑
手五里
肘髎
曲池
手三里
上廉
下廉
温溜
偏历
阳溪
合谷
三间
二间
商阳

穴位	主治	科学定位	快速取穴
商阳	咽喉肿痛，中风昏迷，牙痛	手指，食指末节桡侧，指甲根角侧上方 0.1 寸（指寸）	食指末节指甲根角，靠拇指侧的位置
二间	目痛，目黄，齿痛口干，口眼歪斜，食指屈伸不利，疼痛，肩背痛	手指，第 2 掌指关节桡侧远端赤白肉际处	自然弯曲食指，食指第 3 节前缘，靠拇指侧，触之有凹陷
三间	眼睑痒痛，咽喉肿痛，胸闷，气喘，手指肿痛	手指，第 2 掌指关节桡侧近端凹陷中	自然弯曲食指，食指第 3 节后缘，靠拇指侧，触之有凹陷
合谷	头痛，鼻塞，耳聋耳鸣，眼睑下垂，牙痛，咽喉肿痛，口疮，口眼歪斜，便秘，痢疾，月经不调，痛经，经闭，皮肤瘙痒	在手背，第 2 掌骨桡侧的中点处	食指、拇指并拢，肌肉最高点
阳溪	头痛，耳聋，耳鸣，齿痛，咽喉肿痛，目赤肿痛	在腕区，腕背侧远端横纹桡侧，桡骨茎突远端，解剖学“鼻烟窝”凹陷中	拇指向上翘起时，手腕处与拇指相对应的凹陷处
偏历	头痛，目赤肿痛，耳聋，耳鸣，齿痛，咽喉肿痛	在前臂，腕背侧远端横纹上 3 寸，阳溪与曲池连线上	两手虎口垂直交叉，中指端落于前臂背面处有一凹陷
温溜	头痛，肩背痛，肠鸣腹痛，癫、狂、痫	在前臂，腕横纹上 5 寸，阳溪与曲池连线上	侧腕屈肘，阳溪与曲池连线中点的前 1 横指处
下廉	腹痛，腹胀，吐泻，手肘肩无力，气喘，乳腺炎	前臂，肘横纹下 4 寸，阳溪与曲池连线上	侧腕屈肘，以手掌按另一手臂，拇指位于肘弯处，小指所在位置
上廉	腹痛，腹胀，吐泻，肠鸣，头痛，眩晕，手臂肩肿痛	前臂，肘横纹下 3 寸，阳溪与曲池连线上	曲肘取穴，在肘横纹头下 4 横指处
手三里	腹痛，腹胀，呕吐，泄泻，齿痛，面颊肿痛，腰痛，肩臂痛	前臂，肘横纹下 2 寸，阳溪与曲池连线上	曲肘取穴，在肘横纹头下 1 寸处
曲池	咽喉肿痛，咳嗽，气喘，腹痛，齿痛，目赤痛，头痛，高血压	在肘区，尺泽与肱骨外髁连线的中点处	弯曲胳膊，肘横纹靠近肘尖的部位
肘髎	肩臂疼痛，上肢麻木，嗜睡	在肘区，肱骨外上髁上缘，髁上嵴的前缘	屈肘，从曲池向外斜上 1 横指，在肱三头肌腱外缘
手五里	胃痛，嗜睡，手臂痛，咳嗽，疟疾	在臂部，肘横纹上 3 寸，曲池与肩连线上	手臂外侧，曲池上 4 横指处

穴位	主治	科学定位	快速取穴
臂臑	肩臂疼痛，肩周炎	在臂部，曲池上 7 寸，三角肌前缘处	屈肘紧握拳，使三角肌隆起，在三角肌下端偏内侧取穴
肩髃	肩臂痛，半身不遂，乳腺炎	在肩峰前下方，当肩峰与肱骨大结节之间凹陷处	正坐，屈肘抬臂与肩同高，肩关节部出现两个凹窝，肩前呈现的凹陷处即是本穴
巨骨	肩臂痛，半身不遂，吐血，皮炎	在肩胛区，锁骨肩峰端与肩胛冈之间凹陷中	沿着锁骨向外摸至肩峰端，再找背部肩胛冈，两者之间凹陷处
天鼎	咳嗽，气喘，咽喉肿痛，梅核气	在颈部，横平环状软骨，胸锁乳突肌后缘	扶突与锁骨上窝中央，两者连线中点处
扶突	咳嗽，气喘，咽喉肿痛，呃逆	在胸锁乳突区，横平喉结，当胸锁乳突肌的前、后缘中间	拇指弯曲，其余四指并拢，手心向内，小指放喉结旁，食指所在处
口禾髎	鼻塞流涕，流鼻血，面瘫，面肌痉挛，腮腺炎	在面部，横平人中沟上 1/3 与下 2/3 交点，鼻孔外缘直下	鼻孔外缘直下，平鼻唇沟上 1/3 处即是
迎香	鼻塞，不闻香臭，面瘫，面肌痉挛，面痒，便秘	在面部，鼻翼外缘中点，鼻唇沟中	鼻孔旁边，鼻唇沟中凹陷处

经络循行

- 食指端→上肢外侧前缘→肩部→颈部→面颊→下牙→鼻旁，属大肠络肺。

疾病主治

- **头面五官病症：**目痛，鼻出血，牙痛，咽喉肿痛，耳鸣，耳聋，头痛。
- **肠胃道病症：**腹痛，肠鸣，腹泻。
- **经脉循行处不适：**肩臂痛，上肢不遂。
- **其他：**甲状腺肿，颈淋巴结结核。

足阳明胃经经穴

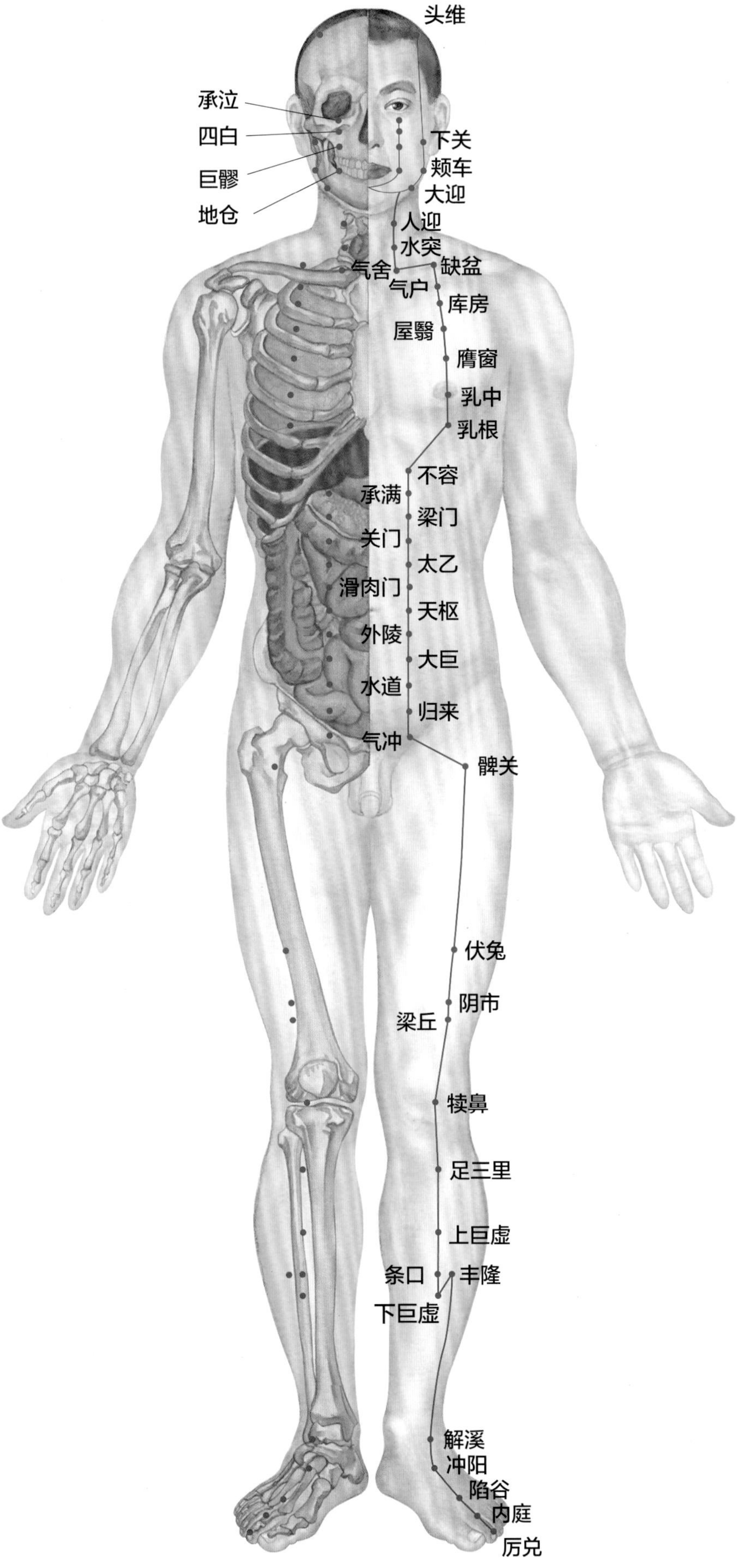
头维
承泣
四白
巨髎
地仓
下关
颊车
大迎
人迎
水突
气舍
缺盆
气户
库房
屋翳
膺窗
乳中
乳根
不容
承满
梁门
关门
太乙
滑肉门
天枢
外陵
大巨
水道
归来
气冲
髀关
伏兔
阴市
梁丘
犊鼻
足三里
上巨虚
条口
丰隆
下巨虚
解溪
冲阳
陷谷
内庭
厉兑

穴位	主治	科学定位	快速取穴
承泣	目赤肿痛，迎风流泪，口眼歪斜	面部，眼球与眶下缘之间，瞳孔直下	食指、中指伸直并拢，中指贴于鼻侧，食指指尖位于下眼眶边缘处
四白	目赤痛痒，迎风流泪，口眼歪斜	面部，眶下孔处	食指、中指伸直并拢，中指指腹贴两侧鼻翼，食指指尖所按处
巨髎	口眼歪斜，牙痛，唇颊肿	面部，横平鼻翼下缘，瞳孔直下	直视前方，沿瞳孔直下垂直线向下，与鼻翼下缘水平线交点凹陷处
地仓	口角歪斜，流涎，牙痛，面颊肿	面部，当口角旁开 0.4 寸（指寸）	轻闭口，口角外侧，上直对瞳孔
大迎	口角歪斜，牙痛，颈痛	面部，下颌角前方，咬肌附着部的前缘凹陷中，面动脉搏动处	正坐，闭口咬牙，咬肌前下方有一凹陷，下端按之有搏动感处
颊车	口眼歪斜，颊肿，齿痛，颈椎病	面部，下颌角前上方一横指	使劲咬牙，隆起的咬肌高点处，按着凹陷处即是
下关	牙齿痛，耳聋，耳鸣，眩晕，中耳炎，聋哑	面部，颧弓下缘中央与下颌切迹之间凹陷处	闭口，食指、中指并拢，食指贴于耳垂旁，中指指腹处即是
头维	偏正头痛，目痛，迎风流泪，视物不明，呕吐，心胸烦满	头部，额角发际直上 0.5 寸，头正中线旁开 4.5 寸处	在额头上，距额头角 1 横指处
人迎	咽喉肿痛，食欲不振，头痛，眩晕	颈部，横平喉结，胸锁乳突肌前缘，颈总动脉搏动处	在喉结旁边一摸，有动脉在搏动，这个地方即是
水突	咳嗽，咽喉肿痛，呕吐，饮食难下	颈部，横平环状软骨，胸锁乳突肌的前缘	人迎、气舍两者连线中点
气舍	咳嗽，咽喉肿痛，颈部强痛，吐逆，饮食难下	胸锁乳突肌的胸骨头与锁骨头中间的凹陷中	人迎直下，锁骨上缘处
缺盆	咳嗽，气喘，咽喉肿痛，肩痛。上肢麻痹，腰痛	颈外侧区，锁骨上大窝，锁骨上缘凹陷中，前正中线旁开 4 寸	正坐，乳中线直上锁骨上方有一凹陷，凹陷中点处即是
气户	胸背痛，咳嗽，呃逆	胸部，锁骨下缘，前正中线旁开 4 寸	正坐仰靠，乳中线与锁骨下缘相交的凹陷中
库房	胸胁胀痛，咳嗽喘息	胸部，第 1 肋间隙，前正中线旁开 4 寸	正坐，从乳头垂直向上推 3 个肋间隙，按压有酸胀感处

（续表）

穴位	主治	科学定位	快速取穴
屋翳	咳嗽，气喘，乳腺炎	胸部，第 2 肋间隙，前正中线旁开 4 寸	正坐或仰卧，从乳头垂直向上推 2 个肋间隙，按压有酸胀感处
膺窗	咳嗽，气喘，乳腺炎	在胸部，第 3 肋间隙，前正中线旁开 4 寸	正坐，从乳头垂直向上推 1 个肋间隙，按压有酸胀感处
乳中	主要用作定位	胸部，乳头中央	胸部，乳头中央处即是
乳根	胸痛，胸闷，咳喘，乳汁不足，乳腺炎	胸部，第 5 肋间隙，前正中线旁开 4 寸	正坐，乳头直向下推 1 个肋间隙，按压有酸胀感处即是
不容	腹胀，胃痛，呕吐，食欲不振	上腹部，脐中上 6 寸，前正中线旁开 2 寸	仰卧，从肚脐向上量两个 4 横指，再水平旁开 3 横指，按压有酸胀感处
承满	胃痛，呕吐，腹胀，肠鸣，食欲不振	上腹部，脐中上 5 寸，前正中线旁开 2 寸	不容垂直向下 1 横指即是
梁门	胃痛，呕吐，腹胀，肠鸣，食欲不振，呕血	上腹部，脐中上 4 寸，前正中线旁开 2 寸	仰卧，取肚脐与胸骨连线的中点，再水平旁开 3 横指处
关门	胃痛，呕吐，腹胀，肠鸣，食欲不振	上腹部，脐中上 3 寸，前正中线旁开 2 寸	仰卧，从肚脐沿前正中线向上量 4 横指，再水平旁开 3 横指处即是
太乙	胃痛，呕吐，腹胀，肠鸣，食欲不振	上腹部，脐中上 2 寸，前正中线旁开 2 寸	仰卧，从肚脐沿前正中线向上量 3 横指，再水平旁开 3 横指处即是
滑肉门	胃痛，呕吐，腹胀，肠鸣，食欲不振	上腹部，脐中上 1 寸，前正中线旁开 2 寸	仰卧，从肚脐沿前正中线向上量 1 横指，再水平旁开 3 横指处
天枢	呕吐，食欲不振，便秘，痛经，癫痫，头痛，眩晕，荨麻疹，腰痛	腹部，横平脐中，前正中线旁开 2 寸	仰卧，肚脐旁开 3 横指，按压有酸胀感处
外陵	胃脘痛，腹痛，腹胀，疝气，痛经	下腹部，脐中下 1 寸，前正中线旁开 2 寸	仰卧，从肚脐沿前正中线向下 1 横指，再水平旁开 3 横指处即是
大巨	便秘，腹痛，遗精，早泄，阳痿，疝气，小便不利	下腹部，脐中下 2 寸，前正中线旁开 2 寸	仰卧，从肚脐沿前正中线向下量 3 横指，再水平旁开 3 横指处即是

（续表）

穴位	主治	科学定位	快速取穴
水道	便秘，腹痛，小腹胀痛，痛经，小便不利	下腹部，脐中下 3 寸，前正中线旁开 2 寸	仰卧，从肚脐沿前正中线向下量 4 横指，再水平旁开 3 横指处
归来	腹痛，阴睾上缩入腹，疝气，闭经，白带	下腹部，脐中下 4 寸，前下中线旁开 2 寸	仰卧，从耻骨联合上缘沿前正中线向上 1 横指，再水平旁开 3 横指处
气冲	阳痿，疝气，不孕，腹痛，月经不调	腹股沟区，耻骨联合上缘，前正中线旁开 2 寸，动脉搏动处	仰卧，从耻骨联合上缘中点水平旁开 3 横指即是
髀关	腰膝疼痛，下肢酸软麻木	股前区，股直肌近端，缝匠肌与阔筋膜张肌 3 条肌肉之间凹陷中	大腿前，髂前上棘与髌底外缘连线和会阴相平的连线交点
伏兔	腰膝疼痛，下肢酸软麻木，足麻不仁	股前区，髌底上 6 寸，髂前上棘与髌底外侧端的连线上	耻骨联合上缘与髌骨外缘连接线上，髌骨上 6 寸处
阴市	腿膝冷痛，麻痹，下肢不遂	股前区，髌底上 3 寸，股直肌肌腱外侧缘	正坐屈膝，髌底外侧直上量 4 横指，按压有痛感处
梁丘	胃痛，泄泻，膝脚腰痛	股前区，髌底上 2 寸，股外侧肌与股直肌肌腱之间	坐位，下肢用力蹬直，髌骨外上缘上方凹陷正中处
犊鼻	膝部痛，腰痛，冷痹不仁	在膝前区，髌韧带外侧凹陷中	坐位，下肢用力蹬直，膝盖下面外侧凹陷处即是
足三里	胃痛，呕吐，腹胀，肠鸣，消化不良，泄泻，便秘，痢疾，心悸气短，乳腺炎，头晕，耳鸣，眼目诸疾	小腿前外侧，犊鼻下 3 寸，犊鼻与解溪连线上	站位弯腰，同侧手虎口围住髌骨上外缘，余 4 指向下，中指指尖处
上巨虚	泄泻，便秘，腹胀，肠鸣，肠痈	小腿外侧，当犊鼻下 6 寸，距胫骨前缘一横指（中指）	坐位，屈膝，足三里向下量 4 横指凹陷处即是
条口	脘腹疼痛，痢疾，泄泻，便秘，腹胀，小腿冷痛，肩背痛	小腿外侧，犊鼻下 8 寸，犊鼻与解溪连线上	坐位，屈膝，足三里直下，外膝眼与外踝尖连线的中点
下巨虚	肠鸣腹痛，腰膝酸痛，乳腺炎	小腿外侧，犊鼻下 9 寸，犊鼻与解溪连线上	条口向下量 1 横指，凹陷处即是

（续表）

穴位	主治	科学定位	快速取穴
丰隆	胃痛，癫狂，梅核气，哮喘	小腿外侧，外踝尖上 8 寸，胫骨前肌的外缘	坐位，屈膝，犊鼻与外踝尖连线中点，距离胫骨前嵴 2 横指处
解溪	头面浮肿，头痛，眩晕，便秘，下肢痿痹	踝区，踝关节前面中央凹陷中，足拇长伸肌腱与趾长伸肌腱之间	足背与小腿交界处的横纹中央凹陷处，位于足背两条肌腱之间
冲阳	头重，头痛，口眼歪斜，压痛，胃痛，足背红肿	足背，第 2 跖骨基底部与中间楔状骨关节处，可触及足背动脉	足背最高处，两条肌腱之间，按之有动脉搏动感处即是
陷谷	肠鸣腹痛，面目浮肿，水肿，足背肿痛	在足背，第 2、3 跖骨间，第 2 跖趾关节近端凹陷中	足背第 2、第 3 跖骨结合部前方凹陷处，按压有酸胀感处
内庭	腹痛，腹胀，泄泻，牙痛，失眠多梦，足背肿痛	在足背，第 2、3 趾间，趾蹼缘后方赤白肉际处	足背第 2、第 3 趾之间，皮肤颜色深浅交界处
厉兑	在足趾，第 2 趾末节外侧，趾甲根角侧后方 0.1 寸（指寸）	口眼歪斜，齿痛，鼻流黄涕，神经衰弱，消化不良，足痛	足背第 2 趾趾甲外侧缘与趾甲下缘各做一垂线，交点处即是

经络循行

● 眼睛下方→面颊→颈前部→胸部→腹部→下肢外侧前缘→第 2 趾端，属胃络脾。

疾病主治

● **头面五官病症**：目赤肿痛，流泪，夜盲，口眼歪斜，鼻出血，耳聋，耳鸣，咽喉肿痛，牙痛，面痛，头痛，眩晕。

● **呼吸道病症**：咳嗽，气喘，胸部胀满。

● **胃肠道病症**：呃逆，胃痛，呕吐，腹胀，腹痛，腹泻，便秘。

● **泌尿生殖系统疾病**：月经不调，痛经，遗精，早泄，小便不利。

● **神志病**：癫狂，多梦。

● **经脉循行处不适**：颈项强痛，胸胁痛，乳腺炎，小腹胀满，下肢麻木、疼痛。

● **其他**：水肿。

足太阴脾经经穴

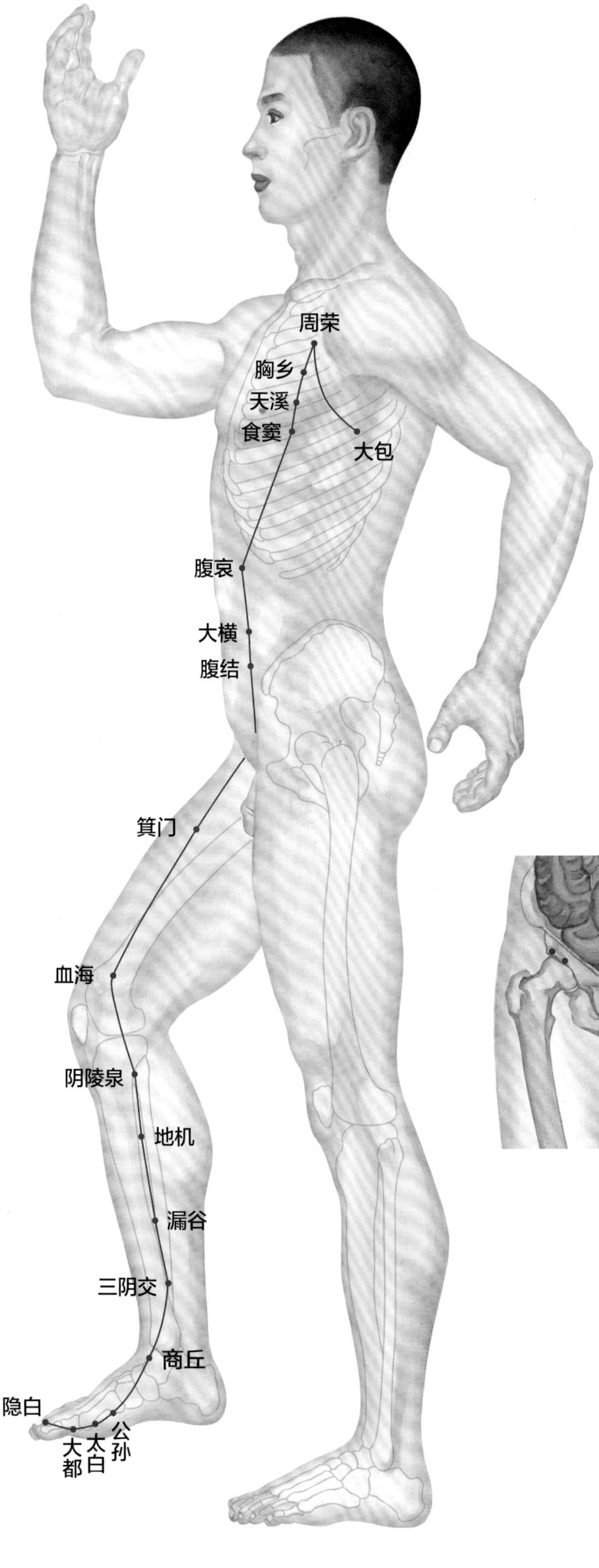
周荣
胸乡
天溪
食窦
大包
腹哀
大横
腹结
箕门
血海
阴陵泉
地机
漏谷
三阴交
商丘
隐白
大都
太白
公孙

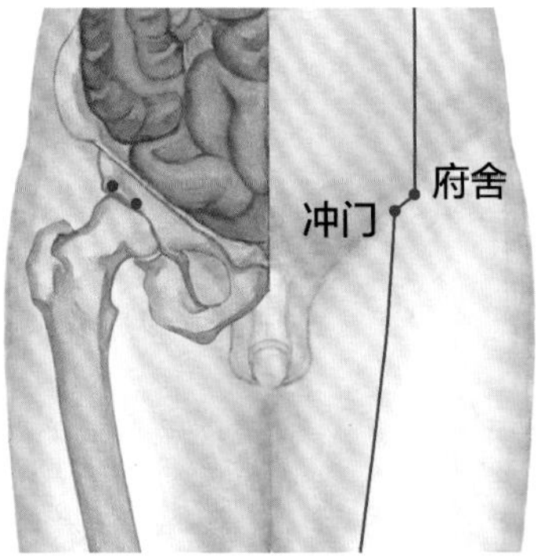
府舍
冲门

穴位	主治	科学定位	快速取穴
隐白	月经过多，腹胀，多梦，癫狂	足趾，大趾末节内侧，趾甲根角侧后方 0.1 寸（指寸）	足大趾趾甲内侧缘与下缘各做一垂线之交点处
大都	腹胀，腹痛，胃痛，便秘，小儿惊厥	足趾，第 1 跖趾关节远端赤白肉际凹陷中	从隐白往上，脚踇趾根的位置
太白	胃痛，腹胀，腹痛，泄泻，便秘，足痛	跖区，第 1 跖趾关节近端赤白肉际凹陷中	大脚趾根部往脚背方向下有一块凸起的骨头，太白在这块骨头的后面
公孙	腹痛，胃痛，泄泻，痢疾，痛经，失眠	跖区，当第 1 跖骨底的前下缘赤白肉际处	正坐垂足或仰卧，足大趾内侧后方，弓形骨后端下缘凹陷处
商丘	呕吐，泄泻，便秘，小儿惊风，足踝痛，乳腺炎	踝区，内踝前下方，舟骨粗隆与内踝尖连线中点凹陷中	足内踝前下方凹陷处
三阴交	脾胃虚弱，腹痛，胃痛，水肿，男科疾病，妇科疾病	小腿内侧，内踝尖上 3 寸，胫骨内侧缘后际	胫骨内侧面后缘，内踝尖直上量 4 横指
漏谷	脾胃虚弱，消化不良，阳痿，下肢神经痛或瘫痪	小腿内侧，内踝尖上 6 寸，胫骨内侧缘后际	三阴交直上量 3 横指，胫骨内侧面后缘
地机	食欲不振，胃痉挛，月经不调，腰痛，腿麻	小腿内侧，阴陵泉下 3 寸，胫骨内侧缘后际	阴陵泉直下 4 横指即是
阴陵泉	腹泻，水肿，痛经，膝痛	小腿内侧，胫骨内侧下缘与胫骨内侧缘之间的凹陷中	拇指沿小腿内侧骨内缘向上推，抵膝关节下，胫骨向内上弯曲凹陷处
血海	腹痛，腹胀，月经过多，湿疹	股前区，髌底内侧端上 2 寸，股内侧肌隆起处	屈膝 90°，手掌伏于膝盖上，拇指与箕他四指成 45°，拇指尖处
箕门	小便不通，遗尿，下肢麻木	股前区，髌底内侧端与冲门的连线上 1/3 与 2/3 交点，长收肌和缝匠肌交角的动脉搏动处	坐位绷腿，大腿内侧有一鱼状肌肉隆起，鱼尾凹陷处即是
冲门	腹痛，腹胀，月经过多	腹股沟区，腹股沟斜纹中，髂外动脉搏动处的外侧	仰卧，腹股沟外侧可摸到搏动，搏动外侧按压有酸胀感处即是
府舍	腹痛，疝气，腹部胀满	下腹部，脐中下 4 寸，前正中线旁开 4 寸	肚脐沿前正中线向下量 5 横指，再水平旁开 5 横指处即是

穴位	主治	科学定位	快速取穴
腹结	绕脐腹痛，便秘，泄泻，疝气	下腹部，脐中下 1.3 寸，前正中线旁开 4 寸	仰卧，气海旁开 4 寸，再向上 0.2 寸
大横	腹胀，腹痛，痢疾，泄泻，便秘，四肢无力	腹部，脐中旁开 4 寸	乳头直下，与肚脐水平旁开 4 寸交点即是
腹哀	绕脐痛，消化不良，便秘，痢疾	上腹部，脐中上 3 寸，前正中线旁开 4 寸	仰卧，大横直上 4 横指处
食窦	咳嗽，气喘，反胃，泄泻，便秘，背痛	胸部，第 5 肋间隙，前正中线旁开 6 寸	仰卧，乳头旁开 3 横指，再向下 1 个肋间隙处
天溪	咳嗽，胸痛，乳腺炎，乳汁少	胸部，第 4 肋间隙，前正中线旁开 6 寸	仰卧，乳头旁开 3 横指处，乳头所在肋间隙处
胸乡	胸胁胀痛，胸引背痛不得卧，咳嗽	胸部，第 3 肋间隙，前正中线旁开 6 寸	仰卧，乳头旁开 3 横指，再向上 1 个肋间隙
周荣	胸胁胀满，胁肋痛，咳嗽，咳痰	胸部，第 2 肋间隙，前正中线旁开 6 寸	仰卧，乳头旁开 3 横指，再向上 2 个肋间隙处即是
大包	气喘，咳嗽，咳痰，胸闷，全身疼痛，四肢无力	胸外侧区，第 6 肋间隙，在腋中线上	正坐侧身或仰卧，沿腋中线自上而下摸到第 6 肋间隙处

经络循行

● 踇趾内侧→下肢内侧中线至前缘→腹部→胸部，属脾络胃，系心、舌。

疾病主治

● **胃肠道病症**：腹满，胃痛，吐泻，便秘，痔疮。
● **泌尿生殖系统疾病**：月经不调，白带过多，排尿困难，遗尿。
● **神志病症**：癫狂，多梦。
● **呼吸道病症**：咳嗽，气逆。
● **皮肤病症**：风疹，湿疹，丹毒。
● **经脉循行处不适**：足踝痛，下肢麻木，胸胁胀痛。

手少阴心经经穴

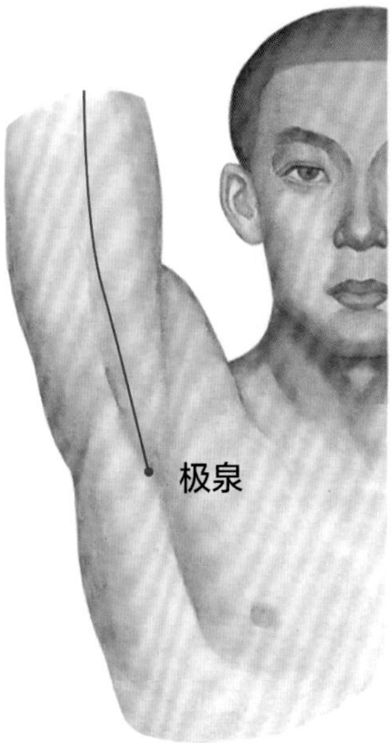

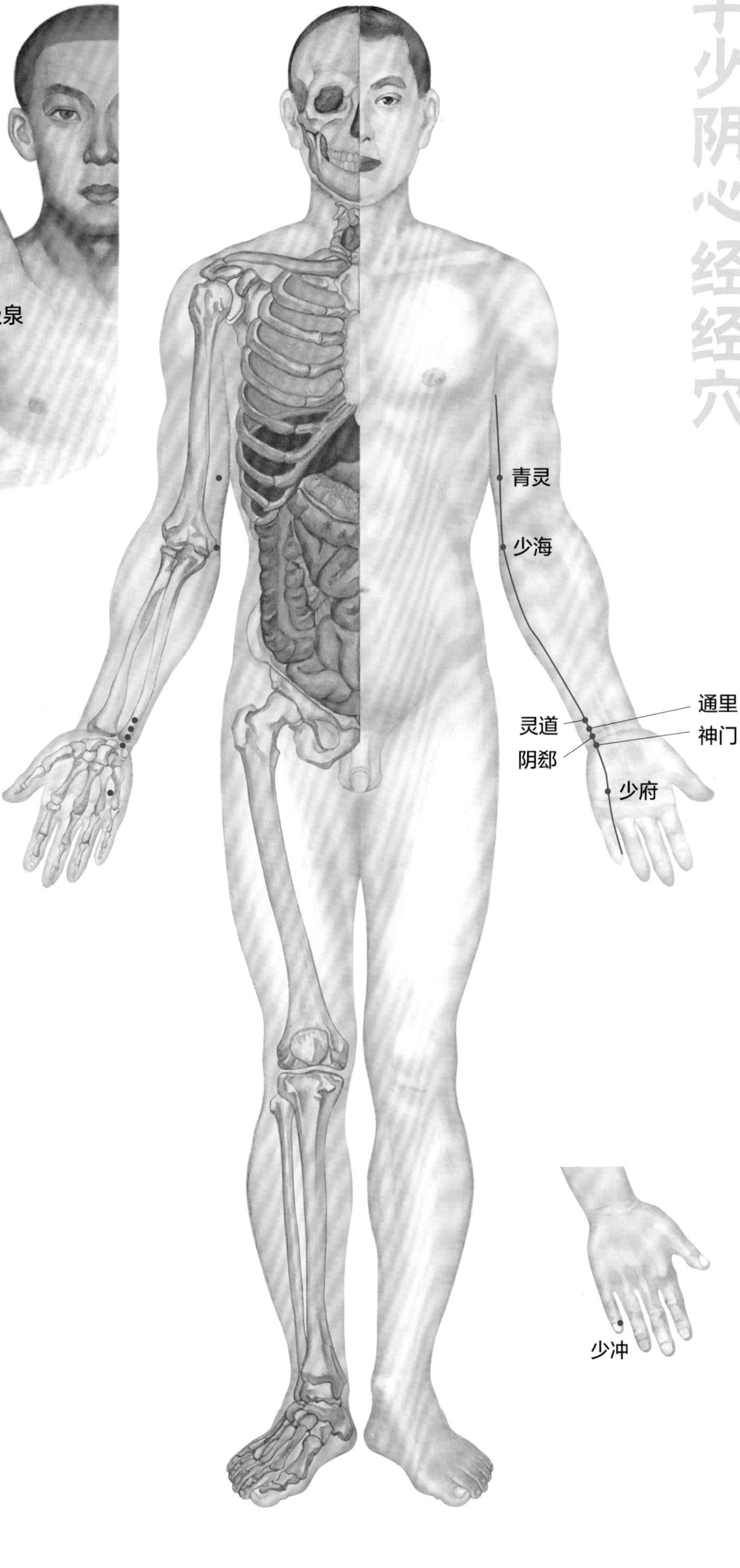

穴位	主治	科学定位	快速取穴
极泉	心悸，心痛，胸闷，胁肋疼痛，肘臂冷痛，四肢不举	在腋区，腋窝中央，腋动脉搏动处	腋窝正中，腋动脉搏动处，按压有酸胀感
青灵	头痛，肩臂痛，胁痛	在臂前区，肘横纹上3寸，肱二头肌的内侧沟中	伸臂，确定少海与极泉位置，从少海沿两者连线量4横指
少海	心痛，癫狂痫，手颤，肘臂挛痛，眼充血	在肘前区，横平肘横纹，肱骨内上髁前缘	屈肘90°，肘横纹内侧端凹陷处
灵道	心悸，心痛，肘臂挛急，手麻不仁	在前臂前区，腕掌侧远端横纹上1.5寸，尺侧腕屈肌腱的桡侧缘	仰掌用力握拳，沿小指侧肌腱的内侧缘，从腕横纹向上量2横指处
通里	心痛，善忘，失眠，臂肘腕疼痛，咽喉肿痛	在前臂前区，腕掌侧远端横纹上1寸，尺侧腕屈肌腱的桡侧缘	用力握拳，沿小指侧肌腱的内侧缘，从腕横纹向上量1横指处
阴郄	惊悸，健忘，失眠，衄血，盗汗，胃脘痛	在前臂前区，腕掌侧远端横纹上0.5寸，尺侧腕屈肌腱的桡侧缘	仰掌用力握拳，沿小指侧肌腱的内侧缘，从腕横纹向上量0.5寸处
神门	健忘，失眠，痴呆，癫狂痫，头痛头昏，心悸，手臂疼痛麻木，喘逆上气，呕血	在腕前区，腕掌侧远端横纹尺侧端，尺侧腕屈肌腱的桡侧缘	微握拳，另手四指握住手腕，弯曲大拇指，指甲尖所到的凹陷处
少府	心悸，胸痛，善惊，掌心发热，手小指拘挛，臂神经痛	在手掌，横平第5掌指关节近端，第4、5掌骨之间	握拳，小指尖所指处即是
少冲	心悸，胸胁痛，癫狂，中风昏迷，肘臂肿痛，急救穴之一	在手指，小指末节桡侧，指甲根角侧上方0.1寸（指寸）	伸小指，沿指甲底部与指桡侧引线交点处

经络循行

- 腋下→上肢内侧后缘→小指端，属心络小肠，系咽、目。

疾病主治

- **心胸病症**：心痛，心悸，胸胁痛。
- **神志病症**：失眠，健忘，晕厥，癫狂，痴呆。
- **经脉循行处不适**：肩臂痛，肘臂痛，手掌多汗。
- **其他**：咽干，排尿困难。

手太阳小肠经经穴

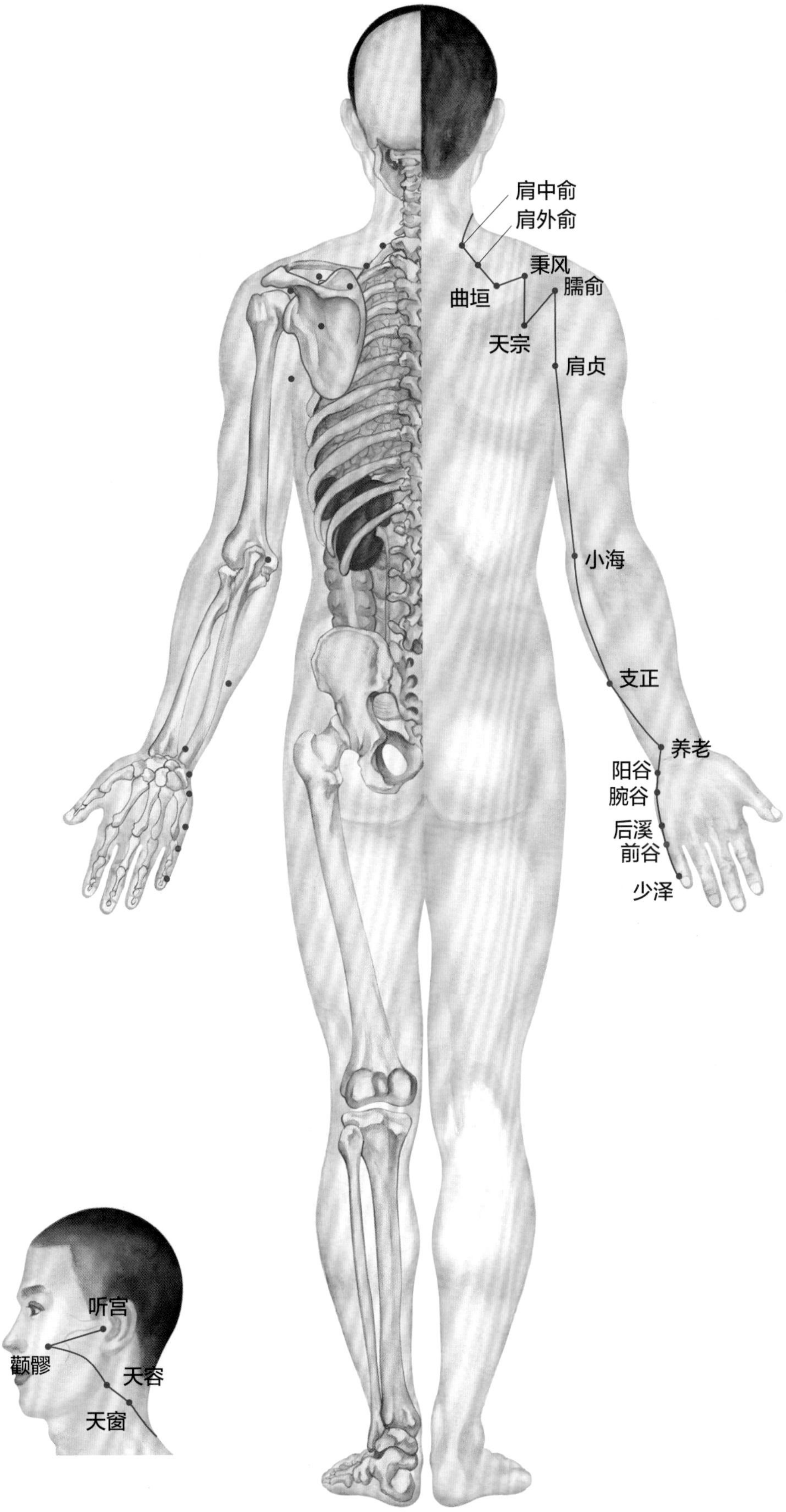

肩中俞
肩外俞
秉风
曲垣
臑俞
天宗
肩贞
小海
支正
养老
阳谷
腕谷
后溪
前谷
少泽
听宫
颧髎
天容
天窗

穴位	主治	科学定位	快速取穴
少泽	目生翳膜，耳聋，咽喉肿痛，乳腺炎，产后无乳，中风昏迷	在手指，小指末节尺侧，距指甲根角侧上方 0.1 寸（指寸）	伸小指，沿指甲底部与指尺侧引线交点处
前谷	目中白翳，耳鸣，鼻衄，咽肿喉痹，颈项不得回顾，臂痛不得举，妇人产后无乳，疟疾	在手指，第 5 掌指关节尺侧远端赤白肉际凹陷中	握拳，小指掌指关节前缘，掌指横纹尺侧端赤白肉际处
后溪	头项急痛，颈肩部疼痛，腰痛，腰扭伤，乳腺炎，疟疾	在手内侧，第 5 掌指关节尺侧近端赤白肉际凹陷中	握拳，第 5 掌指关节后缘，掌指横纹尺侧端赤白肉际处
腕谷	头痛，耳鸣，糖尿病，癫狂，惊风瘛疭	在腕区，第 5 掌骨基底与三角骨之间的赤白肉际凹陷处中	微握拳，掌心向胸，由后溪向腕部推，摸到两骨结合凹陷处即是
阳谷	头痛，耳鸣，耳聋，肩痛不举，手腕外侧痛	在腕后区，尺骨茎突与三角骨之间的凹陷中	尺骨茎突远端凹陷中
养老	肩臂酸痛，急性腰痛	在前臂后区，腕背横纹上 1 寸，尺骨头桡侧凹陷中	屈腕，掌心向胸，沿小指侧隆起高骨往桡侧推，触及一骨缝处即是
支正	头痛，手指痛，腰背酸痛，四肢无力，糖尿病	在前臂后区，腕背侧远端横纹上 5 寸，尺骨尺侧与尺侧腕屈肌之间	屈肘俯掌，确定阳谷与小海位置，取两者连线中点向下量 1 横指处
小海	头痛，耳聋，齿龈肿痛，癫狂痫，颈项痛不得回顾，肘痛，上肢不举	在肘后区，尺骨鹰嘴与肱骨内上髁之间凹陷中	屈肘，肘尖最高点与肘部内侧高骨最高点间凹陷处
肩贞	肩胛痛，手臂麻痛，耳鸣，耳聋，牙痛	在肩胛区，肩关节后下方，腋后纹头直上 1 寸	正坐垂臂，从腋后纹头向上量 1 横指处
臑俞	肩臂酸痛无力，肩肿，颈项瘰疬	在肩胛区，腋后纹头直上，肩胛冈下缘凹陷中	手臂内收，腋后纹末端直上与肩胛冈下缘交点
天宗	肩胛痛，肘臂外后侧痛，气喘，乳痛	在肩胛区，肩胛冈中点与肩胛骨下角连线上 1/3 与 2/3 交点凹陷中	以对侧手，由颈下过肩，手伸向肩胛骨处，中指指腹所在处
秉风	肩胛疼痛不举，上肢酸麻，咳嗽	在肩胛区，肩胛冈中点上方冈上窝中	手臂内收，天宗直上，肩胛部凹陷处
曲垣	肩胛拘挛疼痛，肩胛疼痛不举，上肢酸麻，咳嗽	在肩胛区，肩胛冈内侧端上缘凹陷中	低头，后颈部最突起椎体往下数 2 个椎体，即第 2 胸椎棘突，与臑俞穴连线中点处

（续表）

穴位	主治	科学定位	快速取穴
肩外俞	肩背酸痛，颈项强急，上肢冷痛	在脊柱区，第1胸椎棘突下，后正中线旁开3寸	低头，后颈部最突起椎体往下数1个椎体处，旁开4横指处
肩中俞	咳嗽，肩背酸痛，颈项强急	在脊柱区，第7颈椎棘突下，后正中线旁开2寸	低头，后颈部最突起椎体旁开2横指处
天窗	咽喉肿痛，耳聋，耳鸣，癫狂，中风，肩背酸痛	在颈部，横平喉结，胸锁乳突肌的后缘	仰头，从耳下向喉咙中央走行的绷紧的肌肉后缘与喉结相平处
天容	咽喉肿痛，耳鸣，耳聋，颊肿，头项痈肿，咽中如哽，瘿气，呕逆	在颈部，下颌角后方，胸锁乳突肌的前缘凹陷中	耳垂下方的下颌角后方凹陷处
颧髎	颊肿，面痛，目黄，口歪，龈肿齿痛	在面部，颧骨下缘，目外眦直下凹陷中	在面部，颧骨最高点下缘凹陷处
听宫	耳鸣，耳聋，牙痛，癫狂痫，腰痛	在面部，耳屏正中与下颌骨髁突之间的凹陷中	微张口，耳屏与下颌关节之间凹陷处

经络循行

● 小指端→上肢外侧后缘→肩胛→侧颈部→面部→眼睛→耳前，属小肠络心，系胃、耳、目。

疾病主治

● **头面五官病症：**耳聋，耳鸣，牙痛，面痛，咽喉肿痛。

● **神志病症：**晕厥，癫痫。

● **经脉循行处不适：**手指麻木，手腕痛，肩、肘、臂疼痛，颈项强痛。

● **其他：**黄疸，盗汗，乳腺炎，糖尿病。

足太阳膀胱经经穴

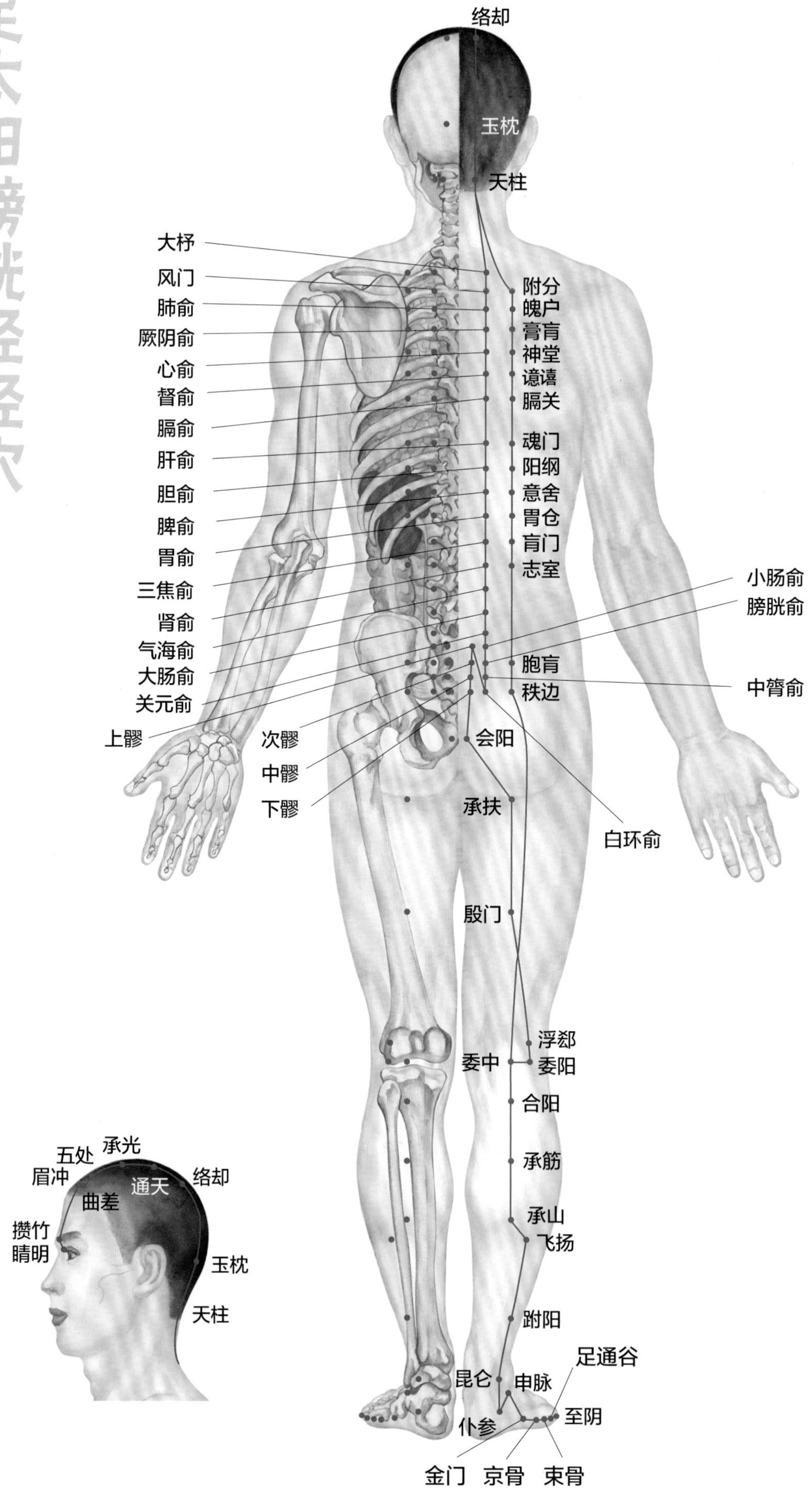

络却
玉枕
天柱
大杼
风门
肺俞
厥阴俞
心俞
督俞
膈俞
肝俞
胆俞
脾俞
胃俞
三焦俞
肾俞
气海俞
大肠俞
关元俞
上髎
次髎
中髎
下髎
附分
魄户
膏肓
神堂
譩譆
膈关
魂门
阳纲
意舍
胃仓
肓门
志室
小肠俞
膀胱俞
胞肓
中膂俞
秩边
会阳
白环俞
承扶
殷门
浮郄
委中
委阳
合阳
承筋
承山
飞扬
跗阳
足通谷
昆仑
申脉
至阴
仆参
金门
京骨
束骨
五处
承光
眉冲
络却
曲差
通天
攒竹
睛明
玉枕
天柱

穴位	主治	科学定位	快速取穴
睛明	目赤肿痛，迎风流泪，近视，夜盲，色盲，急性腰扭伤，坐骨神经痛	在面部，目内眦内上方眶内侧壁凹陷中	正坐闭眼，手指置于内侧眼角稍上方，按压有一凹陷处
攒竹	头痛，眉棱骨痛，口眼歪斜，目赤肿痛，迎风流泪，近视，目视不明，腰背扭伤，呃逆	在面部，眉头凹陷中，额切迹处	皱眉，眉毛内侧端有一隆起处
眉冲	眩晕，头痛，鼻塞，目视不明	在头部，额切际直上入发际 0.5 寸	手指自攒竹向上推，入发际半横指处按压有痛感处即是
曲差	头痛，鼻塞，鼻衄	在头部，前发际正中直上 0.5 寸，旁开 1.5 寸	前发际正中直上量 0.5 寸，再旁开 2 横指处
五处	小儿惊风，头痛，目眩，目视不明	在头部，前发际正中直上 1.0 寸，旁开 1.5 寸	前发际正中直上量 1 横指，再旁开 2 横指处
承光	头痛，目痛，目眩，目视不明	在头部，前发际正中直上 2.5 寸，旁开 1.5 寸	前发际正中直上量 3 横指，再旁开 2 横指处即是
通天	头痛，头重	在头部，前发际正中直上 4.0 寸，旁开 1.5 寸处	承光直上量 2 横指处即是
络却	眩晕，鼻塞，目视不明，项肿，瘿瘤	在头部，前发际正中直上 5.5 寸，旁开 1.5 寸	承光直上量 4 横指处即是
玉枕	头痛，恶风寒，鼻塞，目痛，近视	在头部，后发际正中直上 2.5 寸，旁开 1.3 寸	低头，后发际正中直上量 3 横指，再旁开 2 横指处即是
天柱	头痛，头晕，项强，鼻塞不闻香臭，目赤肿痛，咽痛，耳鸣耳聋，肩背痛	在颈后区，横平第 2 颈椎棘突上际，斜方肌外缘凹陷中	后发际正中旁开 2 横指处
大杼	肩背痛，腰背强痛，咳嗽，鼻塞，头痛，目眩	在脊柱区，当第 1 胸椎棘突下，后正中线旁开 1.5 寸	低头屈颈，后颈部最突起椎体向下推 1 个椎体，下缘旁开 2 横指处即是
风门	外感咳嗽，发热头痛，鼻流清涕，鼻塞，颈项强痛，胸背疼痛	在脊柱区，第 2 胸椎棘突下，后正中线旁开 1.5 寸	低头屈颈，后颈部最突起椎体向下推 2 个椎体，下缘旁开 2 横指处
肺俞	咳嗽，咳血，自汗盗汗，潮热，皮肤瘙痒，荨麻疹，痤疮	在脊柱区，第 3 胸椎棘突下，后正中线旁开 1.5 寸	低头屈颈，后颈部最突起椎体向下推 3 个椎体，下缘旁开 2 横指处
厥阴俞	心痛，心悸，胸闷，咳嗽，呕吐，肩胛酸痛	在脊柱区，当第 4 胸椎棘突下，后正中线旁开 1.5 寸	低头屈颈，后颈部最突起椎体向下推 4 个椎体，下缘旁开 2 横指处

（续表）

穴位	主治	科学定位	快速取穴
心俞	心痛，心悸，心烦胸闷，咳血，失眠，健忘，呕吐不食，肩背痛，梦遗	在脊柱区，第5胸椎棘突下，后正中线旁开1.5寸	肩胛骨下角水平连线与脊柱相交椎体处，往上推2个椎体，下缘旁开2横指处
督俞	心痛，腹痛，腹胀，肠鸣，呃逆	在脊柱区，第6胸椎棘突下，后正中线旁开1.5寸	肩胛骨下角水平连线与脊柱相交椎体处，往上推1个椎体，正中线旁开2横指处
膈俞	咯血，衄血，便血，胸痛，胸闷，呕吐，盗汗，荨麻疹	在脊柱区，第7胸椎棘突下，后正中线旁开1.5寸	肩胛骨下角水平连线与脊柱相交椎体处，正中线旁开2横指处
肝俞	黄疸结胸，吞酸吐食，目赤痛痒，雀目，青盲，目视不明，咳血，吐血，鼻衄	在脊柱区，第9胸椎棘突下，后正中线旁开1.5寸	肩胛骨下角水平连线与脊柱相交椎体处，往下推2个椎体，正中线旁开2横指处
胆俞	黄疸，口苦，胸痛，腋下肿痛，潮热，头痛，失眠	在脊柱区，第10胸椎棘突下，后正中线旁开1.5寸	肩胛骨下角水平连线与脊柱相交椎体处，往下推3个椎体，正中线旁开2横指处
脾俞	腹胀，呕吐，痢疾，胃痛，吐血，便血，尿血，糖尿病	在脊柱区，第11胸椎棘突下，后正中线旁开1.5寸	肚脐水平线与脊柱相交椎体处，往上推3个椎体，正中线旁丌2横指处
胃俞	胃脘痛，反胃，呕吐，肠鸣，泄泻，痢疾，小儿疳积	在脊柱区，第12胸椎棘突下，后正中线旁开1.5寸	肚脐水平线与脊柱相交椎体处,往上推2个椎体，正中线旁开2横指处
三焦俞	水肿，小便不利，遗尿，腹水，肠鸣泄泻	在脊柱区，第1腰椎棘突下，后正中线旁开1.5寸	肚脐水平线与脊柱相交椎体处,往上推1个椎体，正中线旁开2横指处
肾俞	遗精，阳痿，月经不调，遗尿，水肿，腰膝酸痛，眼花，耳鸣，耳聋	在脊柱区，第2腰椎棘突下，后正中线旁开1.5寸	肚脐水平线与脊柱相交椎体处，正中线旁开2横指处
大肠俞	腹痛，腹胀，泄泻，肠鸣，便秘，痢疾，腰背强痛	在脊柱，当第4腰椎棘突下，后正中线旁开1.5寸	两侧髂前上棘连线与脊柱交点，旁开2横指处
气海俞	痛经，痔漏，腰痛，腿膝不利	在脊柱区，第3腰椎棘突下，后正中线旁开1.5寸	肚脐水平线与脊柱相交椎体处，往下推1个椎体，正中线旁开2横指处

（续表）

穴位	主治	科学定位	快速取穴
关元俞	腹胀，泄泻，小便不利，遗尿，腰痛	在脊柱区，第5腰椎棘突下，后正中线旁开1.5寸	两侧髂前上棘连线与脊柱交点，向下推1个椎体，旁开2横指处
小肠俞	痢疾，泄泻，疝气，痔疾	在骶区，横平第1骶后孔，骶正中嵴旁1.5寸	两侧髂前上棘连线与脊柱交点，往下推2个椎体，旁开2横指处
膀胱俞	小便赤涩，癃闭，遗尿，遗精	在骶区，横平第2骶后孔，骶正中嵴旁1.5寸	两侧髂前上棘连线与脊柱交点，往下推3个椎体，旁开2横指处
中膂俞	腰脊强痛，消渴，疝气，痢疾	在骶区，横平第3骶后孔，骶正中嵴旁1.5寸	两侧髂前上棘连线与脊柱交点，往下推4个椎体，旁开2横指处
白环俞	白带，月经不调，疝气，遗精，腰腿痛	在骶区，横平第4骶后孔，骶正中嵴旁1.5寸	两侧髂前上棘连线与脊柱交点，往下推5个椎体，旁开2横指
上髎	月经不调，带下，遗精，阳痿，阴挺，腰膝酸软	在骶区，正对第1骶后孔中	俯卧，第1骶后孔中，约当髂后上棘下与督脉最短连线的中点
次髎	月经不调，带下，遗精，阳痿，阴挺，腰骶痛，膝软	在骶区，正对第2骶后孔中	俯卧，第2骶后孔中，约当髂后上棘下与督脉最短连线的中点
中髎	月经不调，带下，遗精，阳痿，阴挺，腰骶痛，膝软	在骶区，正对第3骶后孔中	俯卧，第3骶后孔中，约当中膂俞与督脉之间
下髎	月经不调，带下，遗精，阳痿，阴挺，二便不利，腰骶痛，膝软	在骶区，正对第4骶后孔中	俯卧，第4骶后孔中，约当白环俞与后背正中线之间
会阳	泄泻，痢疾，痔疾，便血，阳痿，带下	在骶区，尾骨端旁开0.5寸	俯卧，顺着脊柱向下摸到尽头，旁开半个大拇指处即是
承扶	腰、骶、臀、股部疼痛，下肢瘫痪，痔疮	在股后区，臀沟的中点	俯卧，臀下横纹正中点，按压有酸胀感处
殷门	腰、骶、臀、股部疼痛，下肢瘫痪	在股后区，臀沟下6寸，股二头肌与半腱肌之间	俯卧，承扶与委中连线上，承扶下8横指处即是
浮郄	腰、骶、臀、股部疼痛，腘筋挛急，下肢瘫痪	在膝后区，腘横纹上1寸，股二头肌腱的内侧缘	委阳向上1横指处
委阳	排尿困难，水肿，便秘，腰背部疼痛	在膝部，腘横纹上，当股二头肌腱内侧缘	膝盖后面凹陷中央的腘横纹外侧，股二头肌腱内侧即是

（续表）

穴位	主治	科学定位	快速取穴
委中	腰脊痛，半身不遂，皮肤瘙痒，腹痛，吐泻	在膝后区，腘横纹中点	膝盖后面凹陷中央的腘横纹中点即是
附分	肩背拘急疼痛，颈项强痛，肘臂麻木疼痛	在脊柱区，第 2 胸椎棘突下，后正中线旁开 3 寸	低头屈颈，颈背交界处椎骨高突向下推 2 个椎体，下缘旁开 4 横指处
魄户	咳嗽，气喘，项强，肩背痛	在脊柱区，第 3 胸椎棘突下，后正中线旁开 3 寸	低头屈颈，颈背交界处椎骨高突向下推 3 个椎体，下缘旁开 4 横指处
膏肓	咳嗽，气喘，盗汗，健忘，遗精，完谷不化	在脊柱区，第 4 胸椎棘突下，后正中线旁开 3 寸	低头屈颈，颈背交界处椎骨高突向下推 4 个椎体，下缘旁开 4 横指处
神堂	心痛，心悸，心烦胸闷，失眠，健忘，梦遗，盗汗	在脊柱区，第 5 胸椎棘突下，后正中线旁开 3 寸	低头屈颈，颈背交界处椎骨高突向下推 5 个椎体，下缘旁开 4 横指处
譩譆	咳嗽，气喘，肩背痛	在脊柱区，第 6 胸椎棘突下，后正中线旁开 3 寸处	肩胛骨下角水平连线与脊柱相交椎体处，往上推 1 个椎体，正中线旁开 4 横指处
膈关	消化不良，呕吐，嗳气，脊背强痛	在脊柱区，第 7 胸椎棘突下，后正中线旁开 3 寸	肩胛骨下角水平连线与脊柱相交椎体处，正中线旁开 4 横指处
魂门	胸胁胀痛，饮食不下，呕吐，肠鸣泄泻，背痛	在脊柱区，第 9 胸椎棘突下，后正中线旁开 3 寸处	肩胛骨下角水平连线与脊柱相交椎体处，往下推 2 个椎体，正中线旁开 4 横指处
阳纲	泄泻，黄疸，腹痛，肠鸣，糖尿病	在脊柱区，第 10 胸椎棘突下，后正中线旁开 3 寸	肩胛骨下角水平连线与脊柱相交椎体处，往下推 3 个椎体，正中线旁开 4 横指处
意舍	腹胀，泄泻，呕吐，食欲不佳	在脊柱区，第 11 胸椎棘突下，后正中线旁开 3 寸处	肚脐水平线与脊柱相交椎体处，往上推 3 个椎体，下缘旁开 4 横指处
胃仓	胃痛，小儿食积，腹胀，水肿，脊背痛	在脊柱区，第 12 胸椎棘突下，后正中线旁开 3 寸处	肚脐水平线与脊柱相交椎体处，往上推 2 个椎体，正中线旁开 4 横指处
肓门	痞块，乳腺炎，上腹痛，便秘，腰肌劳损	在腰区，第 1 腰椎棘突下，后正中线旁开 3 寸处	肚脐水平线与脊柱相交椎体处，往上推 1 个椎体，正中线旁开 4 横指处

（续表）

穴位	主治	科学定位	快速取穴
志室	遗精，阳痿，阴痛水肿，小便不利，腰脊强痛	在腰区，第 2 腰椎棘突下，后正中线旁开 3 寸处	肚脐水平线与脊柱相交椎体处，正中线旁开 4 横指处
胞肓	小便不利，腰背痛，腹胀，肠鸣，便秘	在骶区，横平第 2 骶后孔，骶正中嵴旁开 3 寸	两侧髂前上棘连线与脊柱交点，往下推 3 个椎体，后正中线旁开 4 横指处
秩边	腰骶痛，下肢痿痹，痔疾，大小便不利	在骶区，横平第 4 骶后孔，骶正中嵴旁开 3 寸	两侧髂前上棘连线与脊柱交点，往下推 5 个椎体，后正中线旁开 4 横指处
合阳	腰脊痛，下肢酸痛，痿痹，崩漏，带下	在小腿后区，腘横纹下 2 寸，腓肠肌内、外侧头之间	膝盖后面凹陷中央的腘横纹中点直下量 3 横指处
承筋	小腿痛，抽筋，腰背拘急，痔疮	小腿后区，腘横纹下 5 寸，腓肠肌肌腹之间	俯卧，小腿用力，后面肌肉明显隆起，中央按压有酸胀感处即是
承山	痔疮，便秘，脱肛，鼻衄，疝气，腰背痛，腿痛	在小腿后区，腓肠肌两肌腹与肌腱交角处	直立，小腿用力，在小腿的后面正中可见一人字纹，其上尖角凹陷处即是
跗阳	腰、骶、髋、股后外疼痛，头痛，头重	在小腿后区，昆仑直上 3 寸，腓骨与跟腱之间	平足外踝后方，向上 4 横指，按压有酸胀感处
昆仑	头痛，目眩，项强，腰骶疼痛，脚跟肿痛，难产，疟疾	在踝区，外踝尖与跟腱之间的凹陷中	正坐垂足着地，外踝尖与跟腱之间凹陷处
飞扬	头痛，目眩，鼻衄，痛风，足趾不得屈伸，痔疮，癫狂	在小腿后区，昆仑直上 7 寸，腓肠肌外下缘与跟腱移行处	承山往下方外侧 1 横指处
仆参	下肢麻木，足跟痛，脚气，膝肿，癫痫	在跟区，昆仑直下，跟骨外侧，赤白肉际处	昆仑垂直向下量 1 横指处
申脉	失眠，癫狂痫，中风不省人事，偏正头痛，眩晕	在踝区，外踝尖直下外踝下缘与跟骨之间凹陷中	正坐垂足着地，外踝垂直向下可触及一凹陷，按压有酸胀感处即是
金门	牙痛，肩背痛，腰膝酸痛，下肢麻木，外踝红肿，足部扭伤	在足背，外踝前缘直下，第 5 跖骨粗隆后方，骰骨下缘凹陷中	正坐垂足着地，脚趾上翘，在脚外侧可见一骨头凸起，外侧凹陷处即是

（续表）

穴位	主治	科学定位	快速取穴
京骨	头痛，眩晕，半身不遂，癫痫	在跖区，第5跖骨粗隆前下方，赤白肉际处	沿小趾长骨往后推，可摸到一凸起，下方皮肤颜色深浅交界处
束骨	头痛，眩晕，癫狂，颈强，腰背痛，背生疔疮，痔疮，下肢后侧痛	在跖区，第5跖趾关节的近端，赤白肉际处	沿小趾向上摸，摸到小趾与足部相连接的关节，关节后方皮肤颜色交界处即是
足通谷	头痛，项强，目眩，癫狂	在足趾，第5跖趾关节的远端，赤白肉际处	沿小趾向上摸，摸到小趾与足部相连接的关节，关节前方皮肤颜色交界处
至阴	头痛，鼻塞，鼻衄，目痛，胞衣不下，胎位不正，难产	在足趾，小趾末节外侧，趾甲根角侧后方0.1寸（指寸）	足小趾外侧，趾甲外侧缘与下缘各做一垂线交点处即是

经络循行

● 内眼角→头顶→后颈部→背部→腰部→下肢外侧后缘→小趾端，属膀胱络肾，系脑。

疾病主治

● **脏腑病症：**咳喘，惊悸，呕吐，腹泻，月经不调，胎位不正，阳痿，遗精。
● **头面五官病症：**目痛，目眩，鼻塞，鼻出血，耳鸣，耳聋，头痛，眩晕。
● **神志病症：**晕厥，癫狂痫。
● **经脉循行处不适：**颈项痛，胸背痛，腰腿痛。

足少阴肾经经穴

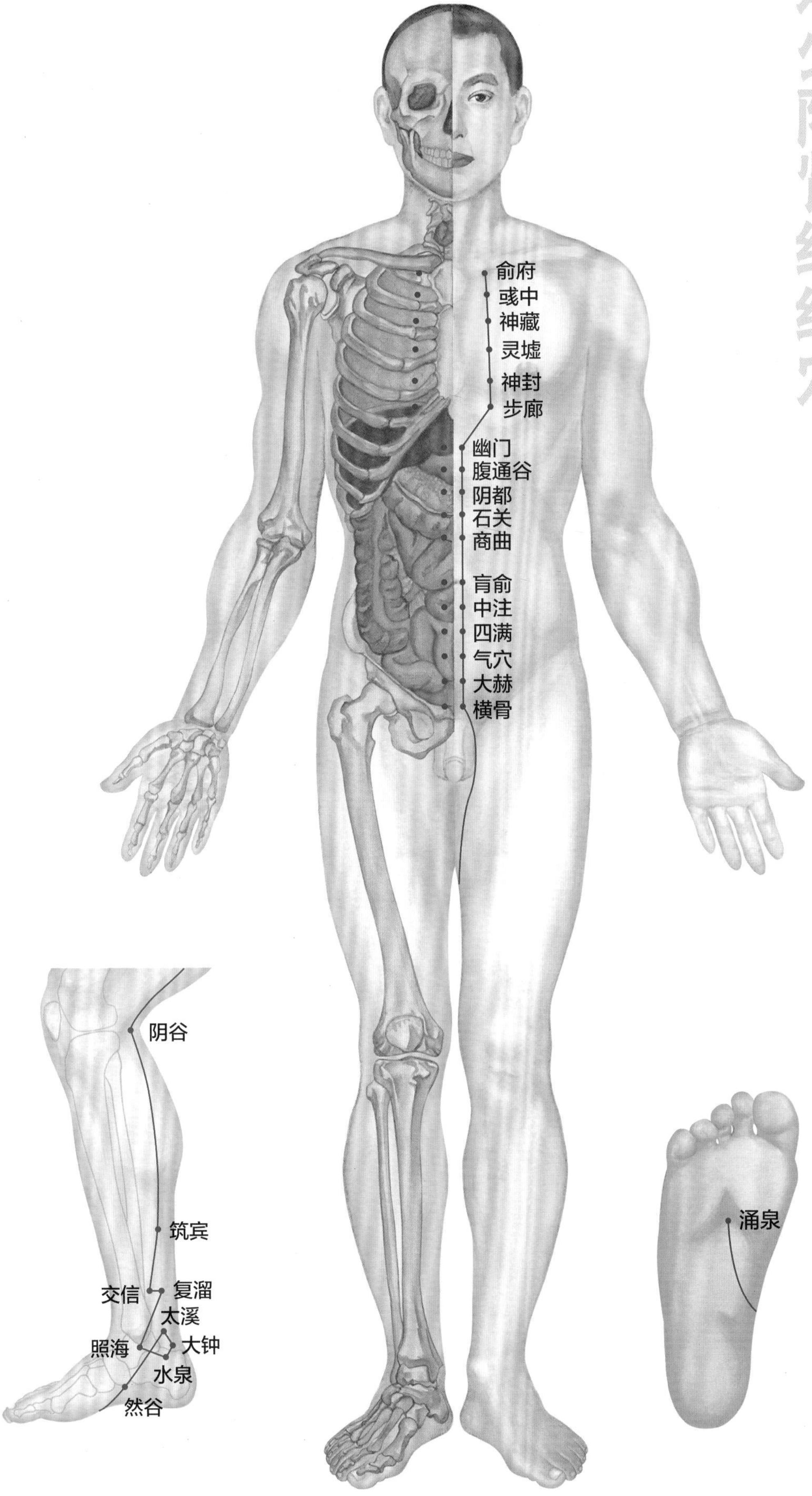
俞府
彧中
神藏
灵墟
神封
步廊
幽门
腹通谷
阴都
石关
商曲
肓俞
中注
四满
气穴
大赫
横骨
阴谷
筑宾
交信
复溜
太溪
照海
大钟
水泉
然谷
涌泉

穴位	主治	科学定位	快速取穴
涌泉	头痛，头晕，咽喉肿痛，难产，下肢瘫痪	在足底，屈足卷趾时足心最凹陷处	卷足，足底前 1/3 处可见一凹陷处，按压有酸痛感即是
然谷	月经不调，胸胁胀满	在足内侧，足舟骨粗隆下方，赤白肉际处	坐位，垂足，内踝前下方明显骨性标志——舟骨，前下方凹陷处即是
大钟	咽喉肿痛，月经不调，遗精，腹泻，腰背强痛	足内侧，内踝后下方，跟骨上缘，跟腱附着部前缘凹陷中	正坐或仰卧，与内踝下缘取平，靠跟腱前缘处
水泉	月经不调，痛经，阴挺，腹痛，目昏花，足跟痛	在跟区，太溪直下 1 寸，跟骨结节内侧凹陷中	太溪直下 1 横指处，按压有酸胀感处
太溪	遗精，阳痿，水肿，失眠，咽喉肿痛，耳鸣耳聋，夜盲，足跟痛，腰痛，糖尿病	在踝区，内踝尖与跟腱之间的凹陷中	坐位，垂足，由足内踝向后推至与跟腱之间凹陷处
照海	咽喉肿痛，气喘，便秘，月经不调，遗精，遗尿，肾虚失眠	在踝区，内踝尖下 1 寸，内踝下缘边际凹陷中	坐位，垂足，由内踝尖垂直向下推，至下缘凹陷处，按压有酸痛感处
复溜	水肿，腹胀，腰脊强痛，盗汗，自汗	在小腿内侧，内踝尖上 2 寸，跟腱的前缘	太溪直上 3 横指，跟腱前缘处，按压有酸胀感处即是
交信	月经不调，睾丸肿痛，阴痒，泄泻，便秘	在小腿内侧，内踝尖上 2 寸，胫骨内侧缘后际凹陷中	正坐或仰卧，复溜前 0.5 寸
筑宾	癫、狂、痫，不孕，小腿内侧痛	在小腿内侧，太溪直上 5 寸，比目鱼肌与跟腱之间	太溪直上量 7 横指，按压有酸胀感处
阴谷	前阴、少腹疼痛，阳痿，阴囊湿痒，月经不调	在膝后区，腘横纹上，半腱肌肌腱外侧缘	微屈膝，在腘窝横纹内侧可触及两条筋，两筋之间凹陷处即是
横骨	腹胀，腹痛，泄泻，便秘	在下腹部，脐中下 5 寸，前正中线旁开 0.5 寸	仰卧，曲骨旁开 0.5 寸
大赫	遗精，月经不调，子宫脱垂，痛经，不孕，带下	在下腹部，脐中下 4 寸，前正中线旁开 0.5 寸	横骨向上 1 横指处即是

穴位	主治	科学定位	快速取穴
气穴	月经不调，不孕症，小便不通，遗精，阳痿，阴茎痛	在下腹部，脐中下3寸，前正中线旁开0.5寸	仰卧，肚脐下4横指处，再旁开半横指处
四满	月经不调，遗尿，遗精，水肿，小腹痛，便秘	在下腹部，脐中下2寸，前正中线旁开0.5寸	仰卧，肚脐下3横指处，再旁开半横指处
中注	腹胀，呕吐，泄泻，痢疾	在下腹部，脐中下1寸，前正中线旁开0.5寸	仰卧，肚脐下1横指处，再旁开半横指处
肓俞	腹痛绕脐，腹胀，呕吐，泄泻，痢疾，便秘	在腹中部，脐中旁开0.5寸	仰卧，肚脐旁开半横指
商曲	腹痛绕脐，腹胀，呕吐，泄泻，痢疾，便秘	在上腹部，脐中上2寸，前正中线旁开0.5寸	仰卧，肚脐上3横指处，再旁开半横指处
阴都	腹胀，肠鸣，腹痛，便秘，妇人不孕	在上腹部，脐中上4寸，前正中线旁开0.5寸	仰卧，胸骨最下端与肚脐连线中点，再旁开半横指处
石关	经闭，带下，妇人产后恶露不止，阴门瘙痒	在上腹部，脐中上3寸，前正中线旁开0.5寸	仰卧，肚脐上4横指，再旁开半横指处
腹通谷	腹痛，腹胀，呕吐，胸痛，心痛，心悸	在上腹部，脐中上5寸，前正中线旁开0.5寸	胸骨最下端与肚脐连线中点直下4横指，再旁开半横指处
幽门	腹痛，呕吐，消化不良，泄泻，痢疾	在上腹部，脐中上6寸，前正中线旁开0.5寸	仰卧，肚脐上8横指，再旁开半横指处即是
步廊	咳嗽，哮喘，腹痛，泄泻，胸痛，乳腺炎，妊娠呕吐	在胸部，第5肋间隙，前正中线旁开2寸	自乳头向下摸1个肋间隙，向前正中线旁开3横指处
神封	咳嗽，哮喘，呕吐，胸痛，乳痈	在胸部，第4肋间隙，前正中线旁开2寸	平乳头的肋间隙中，由前正中线旁开3横指处
灵墟	咳嗽，哮喘，胸痛，乳腺炎	在胸部，第3肋间隙，前正中线旁开2寸	自乳头垂直向上推1个肋间隙，由前正中线旁开3横指处

（续表）

穴位	主治	科学定位	快速取穴
神藏	咳嗽，哮喘，呕吐，胸痛，心烦，妊娠呕吐	在胸部，第2肋间隙，前正中线旁开2寸	自乳头垂直向上推2个肋间隙，由前正中线旁开3横指处
彧中	咳嗽，胸闷，哮喘，呕吐，食欲不振	在胸部，第1肋间隙，前正中线旁开2寸	自乳头垂直向上推3个肋间隙，向前正中线旁开3横指处
俞府	咳嗽，哮喘，呕吐，胸胁胀满，食欲不振	在胸部，锁骨下缘，前正中线旁开2寸	仰卧，锁骨下可触及一凹陷，在此凹陷中，前正中线旁开3横指处

经络循行

● 小趾下方→足心→下肢内侧后缘→腹部→胸部，属肾络膀胱，系脊柱、肝、膈、喉、舌、肺、心、胸腔。

疾病主治

● **泌尿生殖系统病症**：月经不调，痛经，不孕症，阴部瘙痒，遗精，阳痿。
● **呼吸系统病症**：咳喘，咳血，胸胁胀满。
● **肠胃系统病症**：腹痛，腹胀呕吐，腹泻，便秘。
● **头面五官病症**：耳鸣，耳聋，咽喉干痛，牙痛，头痛，眩晕。
● **神志病症**：昏厥，癫狂痫，不寐。
● **经脉循行处不适**：足跟痛，膝痛。
● **其他**：水肿，多汗，乳腺炎。

手厥阴心包经经穴

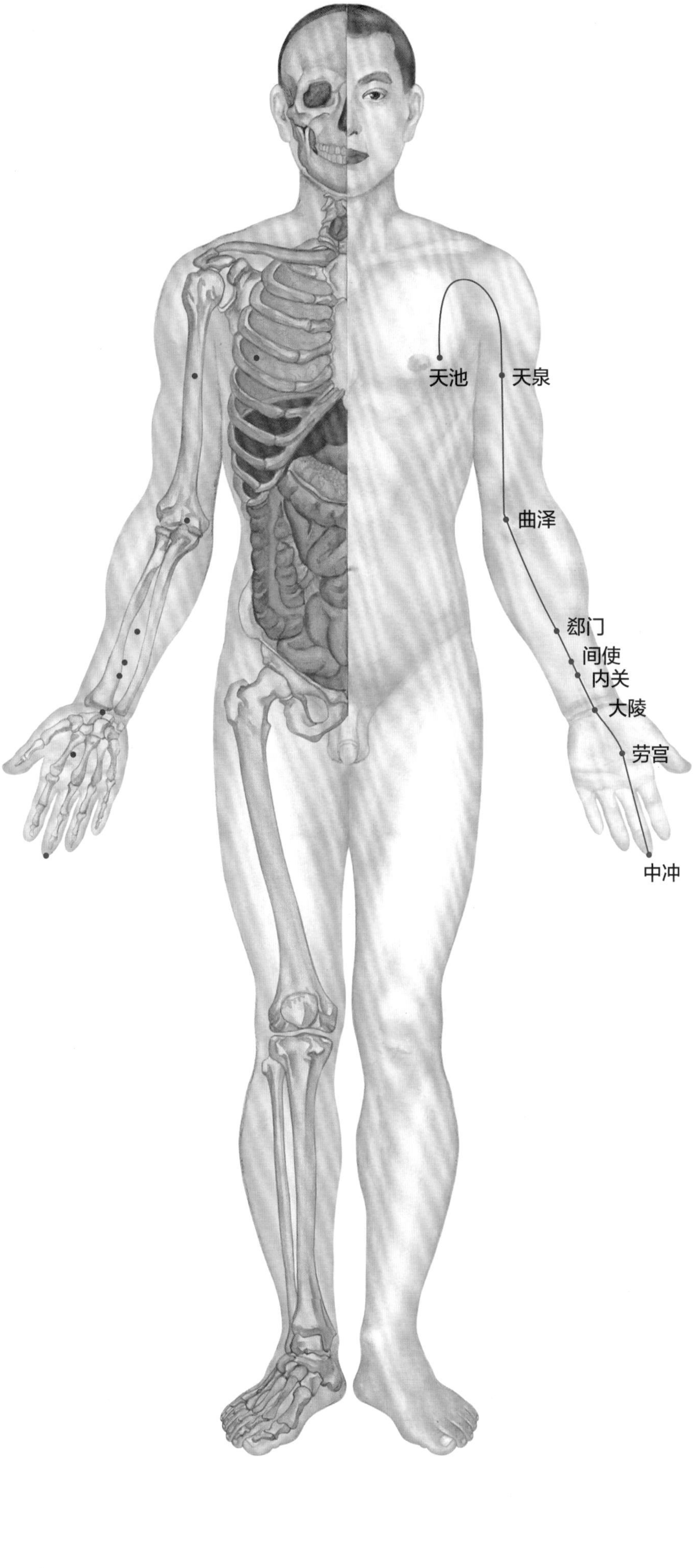

穴位	主治	科学定位	快速取穴
天池	咳嗽，哮喘，呕吐，胸痛，胸闷	在胸部，第4肋间隙，前正中线旁开5寸	仰卧，自乳头沿水平线向外侧旁开1横指，按压有酸胀感处即是
天泉	上臂内侧痛，胸胁胀满，胸背痛	在臂前区，腋前纹头下2寸，肱二头肌的长、短头之间	伸肘仰掌，腋前纹头直下3横指，在肱二头肌肌腹间隙中，按压有酸胀感处
曲泽	心悸，呕吐，肘臂掣痛不伸，风疹，伤寒	在肘前区，肘横纹上，肱二头肌腱的尺侧缘凹陷中	肘微弯，肘弯里可摸到一条大筋，内侧横纹上可触及凹陷处
郄门	心痛，咳血，肘臂痛，疔疮，胃痛	在前臂前区，腕掌侧远端横纹上5寸，掌长肌腱与桡侧腕屈肌腱之间	微屈腕握拳，从腕横纹向上3横指，两条索状筋之间是内关，再向上4横指处
间使	心痛，呕吐，月经不调，疟疾，咽炎	在前臂前区，腕掌侧远端横纹上3寸，掌长肌腱与桡侧腕屈肌腱之间	微屈腕握拳，从腕横纹向上量4横指，两条索状大筋之间
内关	心悸，失眠，胃痛，呕吐，哮喘，月经不调，脱肛	在前臂前区，腕掌侧远端横纹上2寸，掌长肌腱与桡侧腕屈肌腱之间	微屈腕握拳，从腕横纹向上量3横指，两条索状筋之间
大陵	心痛，心悸，失眠，口疮，口臭，手腕臂痛	在腕前区，腕掌侧远端横纹中，掌长肌腱与桡侧腕屈肌腱之间	微屈腕握拳，掌根第1腕横纹正中，两条索状筋之间
劳宫	心痛，心烦善怒，癫狂，目黄，口腔溃疡	在掌区，横平第3掌指关节近端，第2、3掌骨之间偏于第3掌骨	握拳屈指，中指尖所指掌心处，按压有酸痛感处
中冲	晕厥，中暑，高血压，耳鸣，小儿夜啼	在手指，中指末端最高点	掌心向下，在手中指尖端的中央取穴

经络循行

- 侧胸部→腋下→上肢内侧中线→中指端，属心包络三焦，系膈。

疾病主治

- **心胸病症**：心痛、心悸，胸闷。
- **神志病症**：晕厥，癫痫，失眠。
- **经脉循行处不适**：肘臂痛，手掌多汗。
- **其他**：胃痛，口臭，咳喘，乳腺炎。

手少阳三焦经经穴

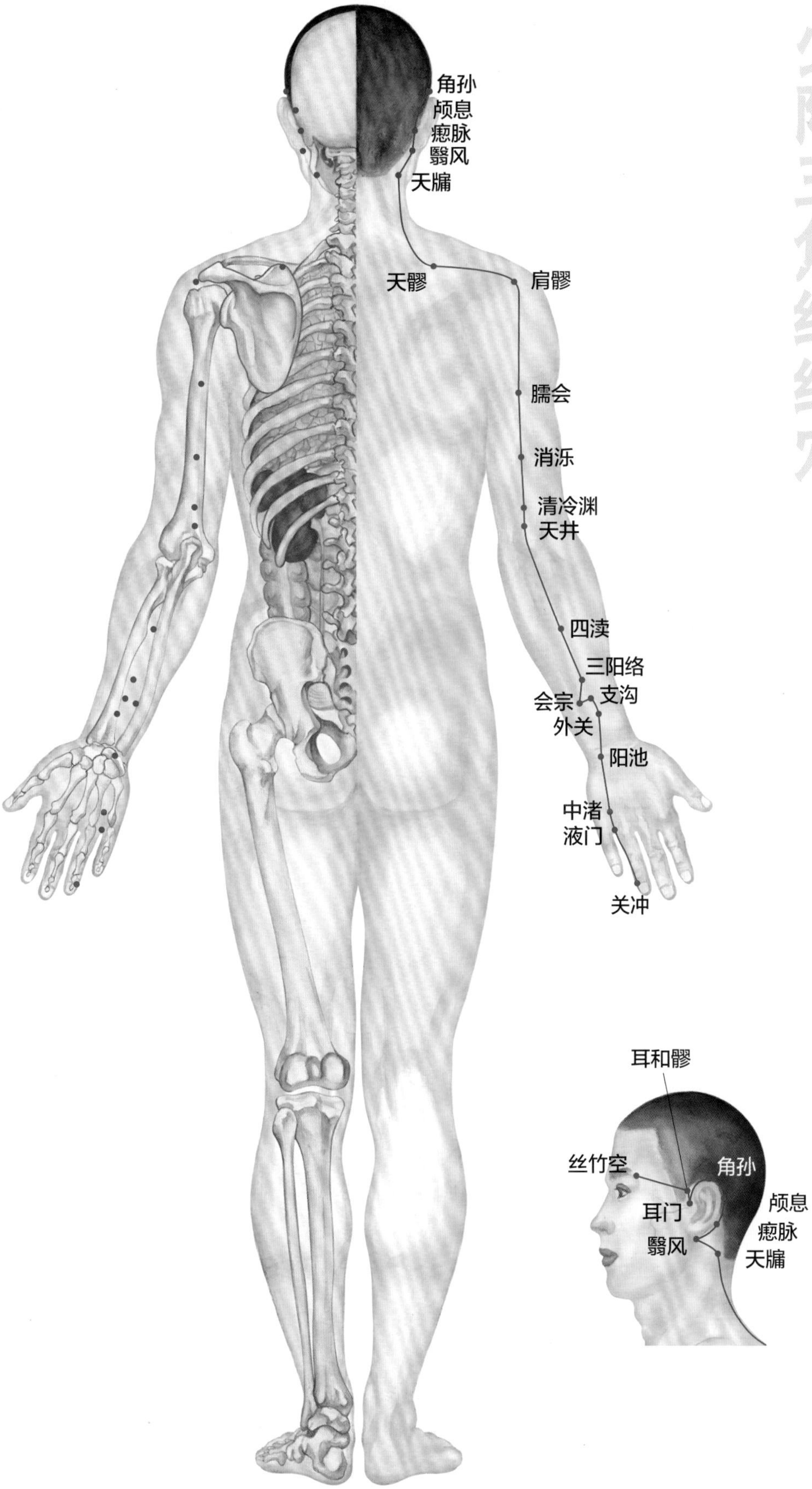
角孙
颅息
瘈脉
翳风
天牖
天髎
肩髎
臑会
消泺
清冷渊
天井
四渎
三阳络
支沟
会宗
外关
阳池
中渚
液门
关冲
耳和髎
丝竹空
角孙
耳门
颅息
瘈脉
翳风
天牖

穴位	主治	科学定位	快速取穴
关冲	头痛，目赤，视物不清，耳聋，耳鸣，臂肘疼痛	在手指，第4指末节尺侧，指甲根角侧上方0.1寸（指寸）	沿手无名指指甲底部与侧缘引线的交点处
液门	头痛，目赤，耳聋，耳鸣，咽肿，手背红肿，手指痉挛	在手背，当第4、5指间，指蹼缘后方赤白肉际处	掌心向下，手背第4、第5指间缝纹端，赤白肉际处
中渚	头痛目赤，目痛，耳聋，耳鸣，肘臂痛，五指不得屈伸	在手背，第4、5掌骨间，掌指关节近端凹陷中	俯掌，液门直上1寸，第4、第5掌指关节之间的凹陷中
阳池	目赤肿痛，腕痛无力，腕关节红肿不得屈伸，糖尿病	在腕后区，腕背侧远端横纹上，指伸肌腱尺侧缘凹陷中	抬臂垂腕，腕背部，由第4掌骨向上推至腕关节横纹，可触及凹陷处
外关	头痛，耳鸣，胸胁痛，颈椎病，手指疼痛	在前臂后区，腕背侧远端横纹上2寸，尺骨与桡骨间隙中点	抬臂俯掌，掌腕背横纹中点直上3横指，前臂两骨头之间的凹陷处
支沟	耳聋，耳鸣，胸胁痛，便秘，上肢麻痹	在前臂后区，腕背侧远端横纹上3寸，尺骨与桡骨间隙中点	抬臂俯掌，掌腕背横纹中点直上4横指，前臂两骨头之间的凹陷处
会宗	偏头痛，耳聋，耳鸣，咳喘胸满，臂痛	在前臂后区，腕背侧远端横纹上3寸，尺骨的桡侧缘	抬臂俯掌，掌腕背横纹中点直上4横指，拇指侧按压有酸胀感处
三阳络	臂痛，脑血管病后遗症，耳聋，下牙痛，眼疾	在前臂后区，腕背侧远端横纹上4寸，尺骨与桡骨间隙中点	支沟直上1横指，前臂两骨头之间凹陷处
四渎	暴喑，耳聋，下牙痛，眼疾	在前臂后区，肘尖下5寸，尺骨与桡骨间隙中点	阳池穴与肘尖连线上，肘尖下7横指处
天井	臂痛，耳聋，下牙痛，眼疾	在肘后区，肘尖上1寸凹陷中	屈肘，肘尖直上1横指凹陷处
清泠渊	臂痛，偏头痛，眼疾	在臂后区，肘尖与肩峰角连线上，肘尖上2寸	屈肘，肘尖直上3横指凹陷处
消泺	头项强痛，臂痛，头痛，齿痛	在臂后区，肘尖与肩峰角连线上，肘尖上5寸	正坐垂肩，在臑会与清泠渊连线的中点
臑会	肩胛肿痛，前臂痛，颈淋巴结结核	在臂后区，肩峰角下3寸，三角肌的后下缘	肩髎与肘尖连线上，肩髎下4横指处
肩髎	肩周炎，肩臂痛，荨麻疹	在三角肌区，肩峰角与肱骨大结节两骨间凹陷中	外展上臂，肩膀后下方呈现凹陷处
天髎	肩臂痛，颈项强痛，胸中烦满	在肩胛区，肩胛骨上角骨际凹陷中	肩胛部，肩胛骨上角，其上方的凹陷处

（续表）

穴位	主治	科学定位	快速取穴
天牖	头痛，头晕，暴聋，颈椎病	在肩胛区，横平下颌角，胸锁乳突肌的后缘凹陷中	下颌角，胸锁乳突肌后方，平下颌角的凹陷处
翳风	耳鸣，耳聋，口眼歪斜，牙关紧闭，齿痛，颊肿	在颈部，耳垂后方，乳突下端前方凹陷中	头偏向一侧，将耳垂下压，所覆盖范围中的凹陷处
瘈脉	耳鸣，头痛，耳聋，小儿惊风，呕吐	在头部，乳突中央，角孙至翳风沿耳轮弧形连线的上 2/3 与下 1/3 交点处	在耳后发际与外耳道口平齐处
颅息	耳鸣，头痛，耳聋，小儿惊风，呕吐，泄泻	在头部，角孙至翳风沿耳轮弧形连线的上 1/3 与下 2/3 交点处	在耳后发际，在翳风与角孙沿耳轮连线的中点处
角孙	耳部肿痛，目赤肿痛，齿痛，头痛，项强	在头部，耳尖正对发际处	在头部，将耳郭折叠向前，找到耳尖，耳尖直上入发际处
耳门	耳鸣，耳聋，齿痛，下颌关节炎	在耳区，耳屏上切迹与下颌骨髁突之间的凹陷中	耳屏上缘的前方，张口有凹陷处
耳和髎	牙关紧闭，口眼歪斜，头重痛，耳鸣	在头部，鬓发后缘，耳郭根的前方，颞浅动脉的后缘	在头侧部，鬓发后缘做垂直线，耳郭根部做水平线，两者交点处
丝竹空	头痛，齿痛，目赤肿痛，眼睑瞤动	在面部，眉梢凹陷中	在画部，眉毛外侧缘眉梢凹陷处

经络循行

● 无名指端→上肢外侧中线→肩后部→侧颈部→头部→耳后→眉梢，属三焦络心包，系耳、目。

疾病主治

● **头面五官病症：**头痛、目赤痛，牙痛，口眼歪斜，耳鸣，耳聋，咽喉肿痛。
● **神志病症：**癫痫。
● **经脉循行处不适：**肘臂痛，颈、肩、背痛。
● **其他：**疟疾，糖尿病。

足少阳胆经经穴

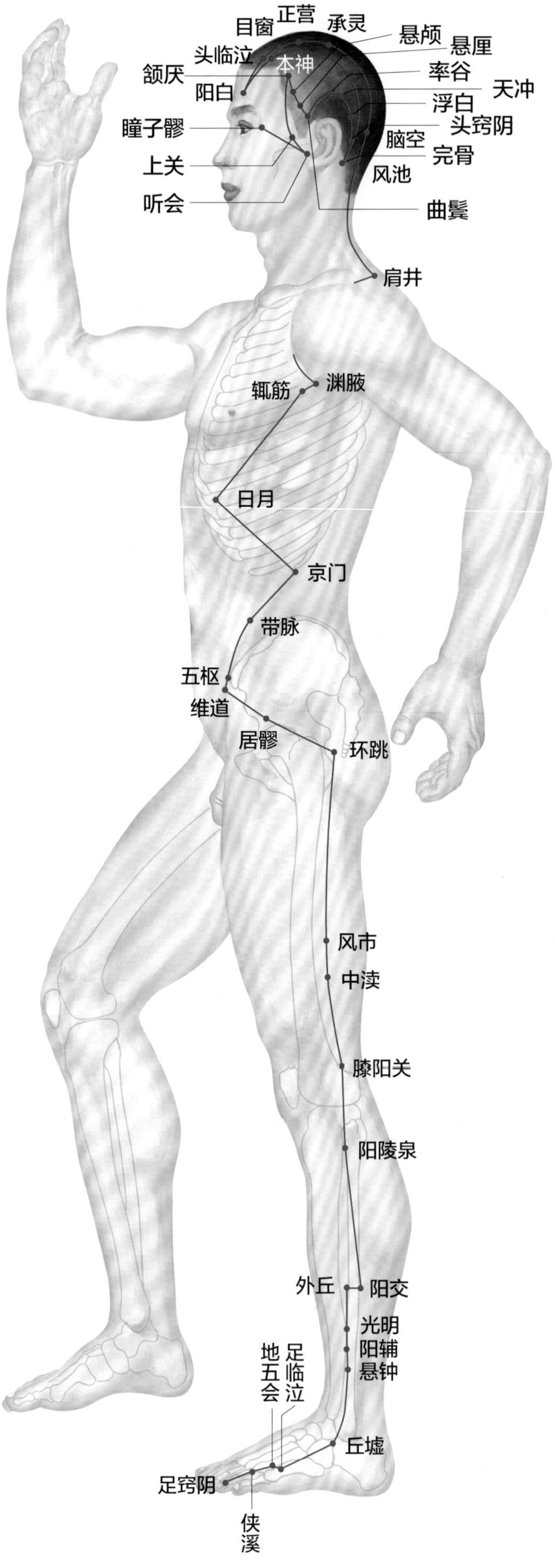

目窗
正营
承灵
悬颅
悬厘
头临泣
本神
颔厌
率谷
天冲
阳白
浮白
头窍阴
瞳子髎
脑空
完骨
上关
风池
听会
曲鬓
肩井
辄筋
渊腋
日月
京门
带脉
五枢
维道
居髎
环跳
风市
中渎
膝阳关
阳陵泉
外丘
阳交
光明
阳辅
悬钟
足临泣
地五会
丘墟
足窍阴
侠溪

穴位	主治	科学定位	快速取穴
瞳子髎	头痛，目痛，迎风流泪，口眼歪斜	在面部，目外眦外侧 0.5 寸凹陷中	正坐，目外眦旁，眼眶外侧缘处
听会	头痛眩晕，口眼歪斜。耳鸣，耳聋	在面部，耳屏间切迹与下颌骨髁突之间的凹陷中	正坐，耳屏下缘前方，张口有凹陷处
上关	头痛，口眼歪斜，耳鸣，耳聋	在面部，颧弓上缘中央凹陷中	正坐，耳屏往前 2 横指，耳前额骨弓上侧凹陷处
颔厌	偏头痛，耳鸣，耳聋，颈项痛，齿痛	在头部，从头维至曲鬓的弧形连线（其弧度与鬓发弧度相应）的上 1/4 与下 3/4 的交点处	头维和曲鬓连线，上 1/4 处
悬颅	偏头痛，面肿，目外眦痛，流鼻血，齿痛	在头部，从头维至曲鬓的弧形连线（其弧度与鬓发弧度相应）的中点处	头维和曲鬓连线中点处
悬厘	偏头痛，耳鸣，目外眦痛，齿痛	在头部，从头维至曲鬓的弧形连线（其弧度与鬓发弧度相应）的上 3/4 与下 1/4 的交点处	头维和曲鬓连线下 1/4 处
曲鬓	偏头痛，耳鸣，目外眦痛，齿痛，食欲不振	在头部，耳前鬓角发际后缘与耳尖水平线的交点处	在耳前鬓角发际后缘做垂直线，与耳尖水平线相交处
率谷	头痛，眩晕，小儿惊风	在头部，耳尖直上入发际 1.5 寸	正坐，将耳郭向前折曲，耳尖直上入发际 2 横指处
天冲	头痛，眩晕，癫痫，耳鸣，耳聋，目痛，齿痛	在头部，耳根后缘直上，入发际 2 寸	耳根后缘，直上入发际 3 横指处
浮白	头痛，颈项强痛，咳逆，耳聋，耳鸣，下肢瘫痪	在头部，耳后乳突的后上方，从天冲与完骨弧形连线（其弧度与耳郭弧度相应）的上 1/3 与下 2/3 交点处	天冲和完骨，两者弧形连线上 1/3 处
头窍阴	头痛，耳鸣，耳聋，目痛，齿痛，胸胁痛，口苦	在头部，耳后乳突的后上方，当天冲与完骨的弧形连线的上 2/3 与下 1/3 交点处	天冲和完骨，两者弧形连线，下 1/3 处
完骨	头痛，目痛，齿痛，胸胁痛，口苦	在头部，耳后乳突的后下方凹陷中	耳后下方，可摸到一明显突起，其后下方凹陷处
本神	中风不省人事，小儿惊厥，头痛，眩晕，颈项强急	在头部，前发际上 0.5 寸，头正中线旁开 3 寸	正坐，从外眼角直上入发际半横指，按压有酸痛感处

（续表）

穴位	主治	科学定位	快速取穴
阳白	中风不省人事，小儿惊厥。头痛，眩晕，颈项强急	在头部，眉上一寸，瞳孔直上	正坐，眼向前平视，自眉中直上 1 横指处
头临泣	头痛，目赤肿痛，鼻塞，流鼻涕，中风	在头部，前发际上 0.5 寸，瞳孔直上	正坐，眼向前平视，自眉中直上半横指处
目窗	头痛，目赤肿痛，鼻塞，牙龈肿痛，小儿惊痫	在头部，前发际上 1.5 寸，瞳孔直上	正坐，眼向前平视，自眉中直上入发际 2 横指处
正营	头痛头晕，面目浮肿，目赤肿痛，鼻塞	在头部，前发际上 2.5 寸，瞳孔直上	正坐仰靠，直视前方，头临泣上 2 寸处
承灵	头痛，鼻塞，眩晕，目痛	在头部，前发际上 4 寸，瞳孔直上	正坐仰靠，头临泣与风池的连线上，入前发际 4 寸
脑空	头痛，癫痫，惊悸，目眩，目赤肿痛，鼻痛，耳聋，颈项强痛	在头部，横平枕外隆凸的上缘，风池直上	在后脑勺摸到隆起的最高骨，作一水平线，与头正中线旁开 3 横指凹陷处
风池	头痛，颈项强痛，眩晕，耳鸣耳聋，失眠，中风	在颈后区，枕骨之下，胸锁乳突肌上端与斜方肌上端之间的凹陷中	正坐，后头骨下两条大筋外缘陷窝中，与耳垂齐平处
肩井	颈、肩、背痛，乳腺炎，手臂不举，落枕	在肩胛区，第 7 颈椎棘突与肩峰最外侧点连线的中点	大椎与锁骨肩峰端，两者连线中点
渊腋	胸满，胁痛，腋下肿，臂痛不举	在胸外侧区，第 4 肋间隙中，在腋中线上	正坐举臂，腋横纹水平中线直下 4 横指处
辄筋	胸胁痛，咳嗽，气喘，呕吐	在胸外侧区，第 4 肋间隙中，腋中线前 1 寸	正坐举臂，从渊腋向前下量 1 横指处
日月	呃逆，反胃吞酸，口苦，黄疸，胸胁疼痛	在胸部，第 7 肋间隙，前正中线旁开 4 寸	正坐或仰卧，自乳头垂直向下推 3 个肋间隙，按压有酸胀感处
京门	腹胀，肠鸣，腹泻，肾炎	在上腹部，第 12 肋骨游离端下际	先找到章门穴，其后 2 横指处
带脉	月经不调，经闭，痛经，不孕，腰痛	在侧腹部，第 11 肋骨游离端垂线与脐水平线的交点上	腋中线与肚脐水平线相交处
五枢	白带异常，腰痛，小腹痛，便秘	在下腹部，横平脐下 3 寸，髂前上棘内侧	从肚脐向下 4 横指处做水平线，与髂前上棘相交内侧处

（续表）

穴位	主治	科学定位	快速取穴
维道	月经不调，腰痛，胁痛连背，便秘	在下腹部，髂前上棘内下 0.5 寸	侧卧，在腹股沟上，五枢前下半横指处
居髎	腰腿麻木，瘫痪，疝气	在臀区，髂前上棘与股骨大转子最凸点连线的中点处	髂前上棘是侧腹隆起的骨性标志，股骨大转子是髋部最隆起处，两者连线中点
环跳	腰胯疼痛，遍身风疹，半身不遂	在臀区，股骨大转子最凸点与骶管裂孔连线上的外 1/3 与 2/3 交点处	股骨大转子最高点与骶管裂孔做一直线，外 1/3 与内 2/3 的交点处即是
风市	中风半身不遂，下肢痿痹，全身瘙痒	在股部，直立垂手，掌心贴于大腿时，中指尖所指凹陷中，髂胫束后缘	直立垂手于体侧，手掌并拢伸直，中指尖所到之处即是
中渎	下肢麻木，半身不遂等	在股部，腘横纹上 7 寸，髂胫束后缘	风市直下 3 横指处
膝阳关	膝关节肿痛，小腿麻木	在膝部，股骨外上髁后上缘，股二头肌腱与髂胫束之间的凹陷中	屈膝 90°，膝上外侧有一高骨，其上方有一凹陷处
阳陵泉	头痛，耳鸣，下肢麻木，乳房胀痛，呕吐，黄疸	在小腿外侧，腓骨头前下方凹陷中	屈膝 90°，膝关节外下方，腓骨小头前下方凹陷处
阳交	颈项强痛，胸胁胀满，下肢麻木	在小腿外侧，外踝尖上 7 寸，腓骨后缘	腘横纹头与外踝尖连线上，中点向下 1 横指，腓骨后缘处
外丘	头项强痛，胸胁痛，腿痛	在小腿外侧，外踝尖上 7 寸，腓骨前缘	腘横纹头与外踝尖连线上，中点向下 1 横指，腓骨前缘处
光明	目痛，夜盲，白内障，乳房胀痛，腿膝酸痛	在小腿外侧，外踝尖上 5 寸，腓骨前缘	外丘穴下 3 横指处即是
阳辅	偏头痛，胸胁痛，下肢外侧痛	在小腿外侧，外踝尖上 4 寸，腓骨前缘	外丘穴下 4 横指处即是
悬钟	颈项痛，半身不遂，头晕，失眠，耳鸣耳聋，高血压	在小腿外侧，外踝尖上 3 寸，腓骨前缘	外踝尖直上 4 横指处，腓骨前缘处
丘墟	偏头痛，耳聋，咽肿，颈项痛，疟疾，胸胁痛	在踝区，外踝的前下方，趾长伸肌腱的外侧凹陷中	脚掌用力背伸，足背可见明显趾长伸肌腱，其外侧，足外踝前下方凹陷处

（续表）

穴位	主治	科学定位	快速取穴
足临泣	头痛目眩，乳腺炎，腋下肿，胁肋痛	在足背，第4、5跖骨底结合部的前方，第5趾长伸肌腱外侧凹陷中	坐位，小趾向上翘起，小趾长肌腱外侧凹陷中，按压有酸胀感处
地五会	头痛目眩，目赤肿痛，咽肿，耳聋	在足背，第4、5跖骨间，第4跖趾关节近端凹陷中	坐位，小趾向上翘起，小趾长肌腱内侧缘处
侠溪	头痛，目痛，胸胁痛	在足背，第4、5趾间，趾蹼缘后方赤白肉际处	正坐垂足，足背部第4、第5趾缝端，赤白肉际处
足窍阴	偏头痛，耳鸣，耳聋，胸胁痛，多梦	在足趾，第4趾末节外侧，趾甲根角侧后方0.1寸（指寸）	坐位，第4趾趾甲外侧缘与下缘各做一垂线交点处

经络循行

● 外眼角→侧头部→耳部→面颊→肩部→侧胸部→侧腰部→下肢外侧中线→第4趾端，属胆络肝。

疾病主治

● **头面五官病症：**头痛、眩晕，口眼歪斜，耳鸣，耳聋，牙痛，流鼻涕，眼科疾病。

● **妇科疾病：**月经不调，白带过多。

● **神志病症：**癫痫，多梦。

● **经脉循行处不适：**目外眦痛，颈、肩、背、腰痛，下肢麻木。

● **其他：**疟疾，乳腺炎。

足厥阴肝经经穴

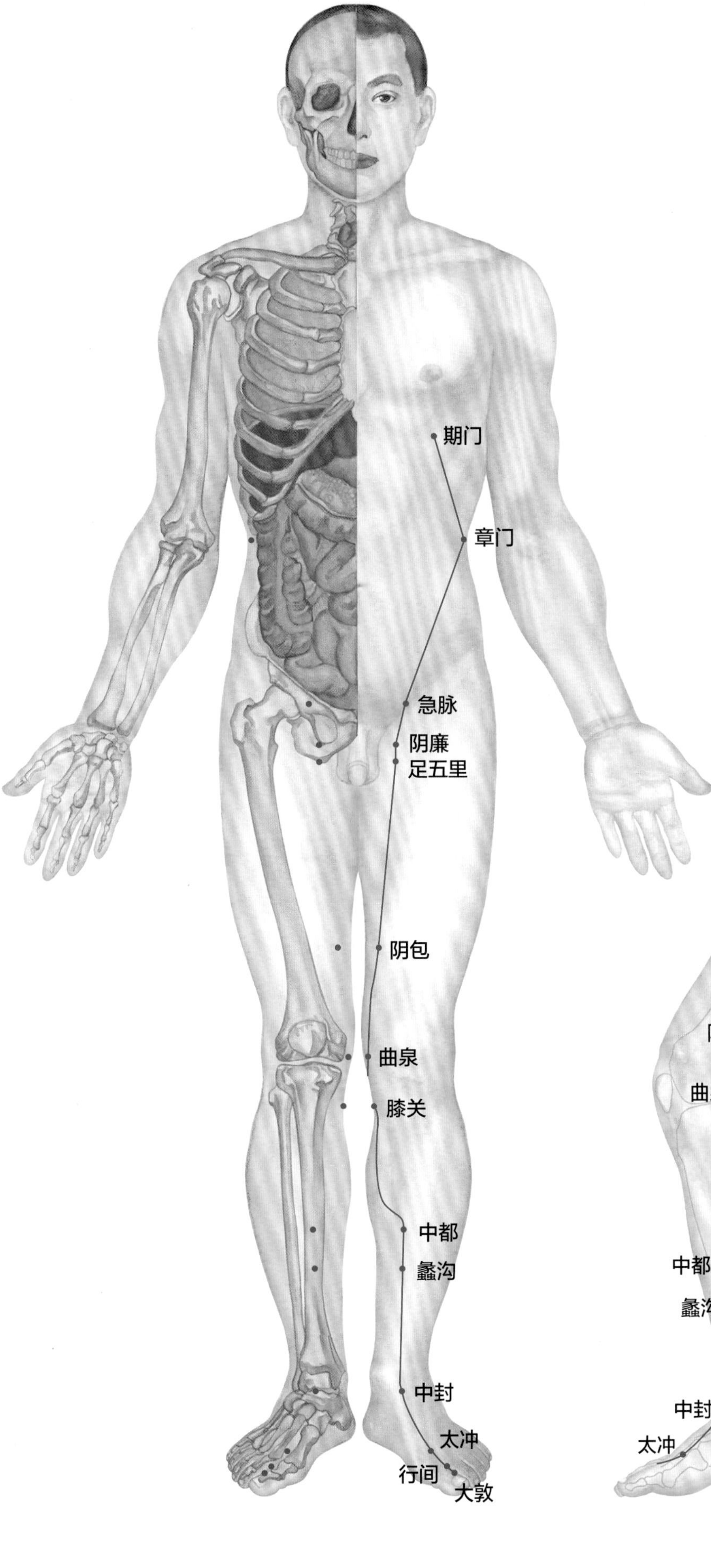
期门
章门
急脉
阴廉
足五里
阴包
曲泉
膝关
中都
蠡沟
中封
太冲
行间
大敦

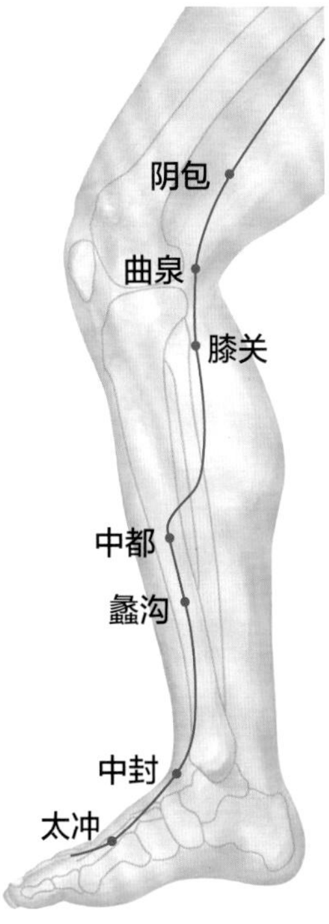
阴包
曲泉
膝关
中都
蠡沟
中封
太冲

穴位	主治	科学定位	快速取穴
大敦	经闭，月经过多，疝气，遗尿	在足趾，大趾末节外侧，趾甲根角侧后方 0.1 寸（指寸）	坐位，足大趾趾甲外侧缘与下缘各做一垂线交点处
行间	头痛，遗精，阳痿，外阴瘙痒，痛经，闭经	在足背，第 1、2 趾间，趾蹼缘后方赤白肉际处	坐位，在足背部第 1、第 2 两趾之间连接处的缝纹头处即是
太冲	眩晕，痛经，失眠，癫痫，腰背疼痛	在足背，当第 1、2 跖骨间，跖骨底结合部前方凹陷中，或触及动脉搏动	足背，沿第 1、第 2 趾间横纹向足背上推，感到有一凹陷即是
中封	胸腹胀满，黄疸，内踝肿痛	在踝区，内踝前，胫骨前肌腱与拇长伸肌腱之间的凹陷处	坐位，大趾上翘，足背可见一大筋，其内侧、足内踝前下方凹陷处
蠡沟	疝气，遗尿，月经不调，赤白带下，内踝肿痛	在小腿内侧，内踝尖上 5 寸，胫骨内侧面的中央	坐位，内踝尖垂直向上 7 横指，胫骨内侧凹陷处
中都	腹胀，疝气，遗精，崩漏，恶露不尽	在小腿内侧，内踝尖上 7 寸，胫骨内侧面的中央	蠡沟穴上 3 横指处即是
膝关	膝关节肿痛，关节炎，痛风	在膝部，胫骨内侧髁的下方，阴陵泉后 1 寸	阳陵泉向后量 1 横指，可触及一凹陷处
曲泉	月经不调，子宫脱垂，阳痿，遗精	在膝部，腘横纹内侧端，半腱肌肌腱内缘凹陷中	膝内侧，屈膝时可见膝关节内侧面横纹端，其横纹头凹陷处
阴包	月经不调，腰骶痛引小腹等	在股前区，髌底上 4 寸，股内肌与缝匠肌之间	大腿内侧，膝盖内侧上端的骨性标志，直上 5 横指处
足五里	小腹胀痛，睾丸肿痛，四肢倦怠，子宫下垂	在股前区，气冲直下 3 寸，动脉搏动处	气冲直下 4 横指处
阴廉	月经不调，赤白带下，少腹疼痛	在股前区，气冲直下 2 寸	气冲直下 3 横指处
急脉	少腹痛，疝气，阴茎痛	在腹股沟区，横平耻骨联合上缘，前正中线旁开 2.5 寸处	腹股沟动脉搏动处，正中线旁开 4 横指处

（续表）

穴位	主治	科学定位	快速取穴
章门	大便秘结，四肢懈惰，胸胁痛，呕吐，腹泻	在侧腹部，第 11 肋游离端的下际	正坐，屈肘合腋，肘尖所指处，按压有酸胀感处
期门	胸胁痛，咳嗽气喘，呕吐呃逆，情志抑郁	在胸部，第 6 肋间隙，前正中线旁开 4 寸	正坐或仰卧，自乳头垂直向下推 2 个肋间隙，按压有酸胀感处即是

经络循行

● 足大趾外侧→下肢内侧前缘至中线→会阴部→侧胸部，属肝络胆，系生殖器、胃、膈、咽、目。

疾病主治

● **泌尿生殖系统病症**：月经不调，白带过多，遗精，遗尿，排尿困难。

● **神志病症**：癫痫，失眠。

● **经脉循行处不适**：下肢麻木，协痛。

● **其他**：乳腺炎，青光眼，呕吐，腹泻。

督脉经穴

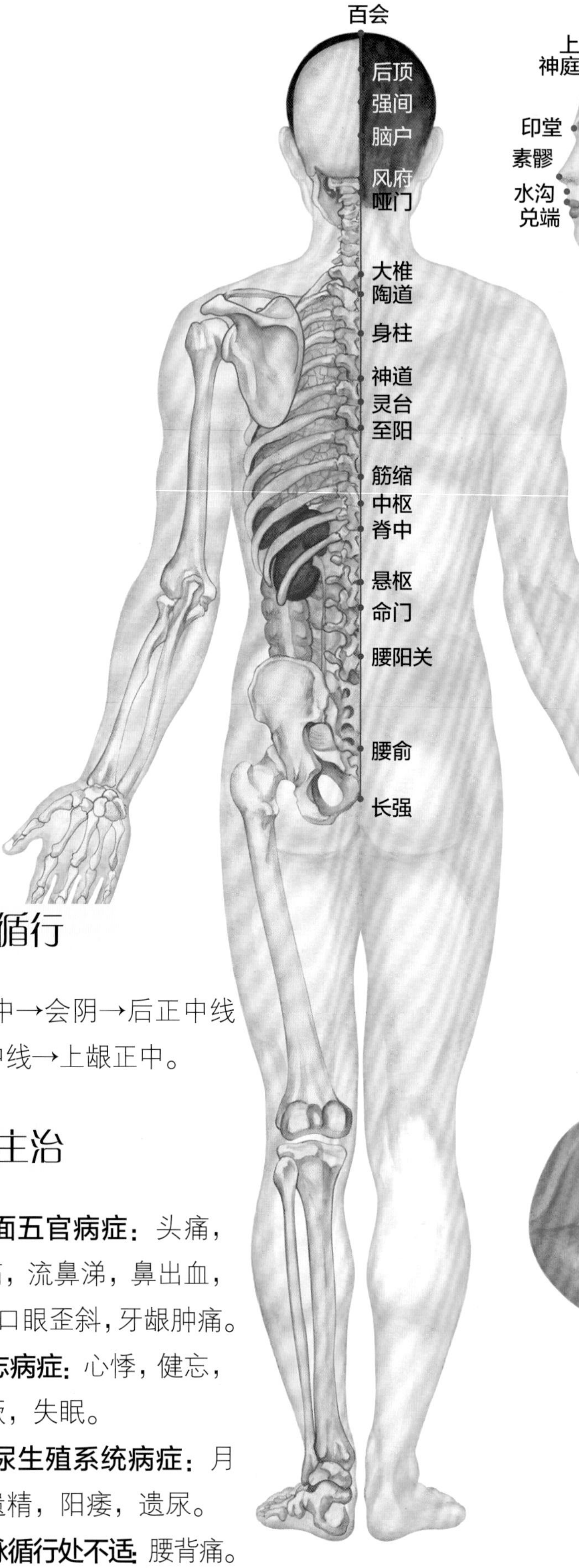

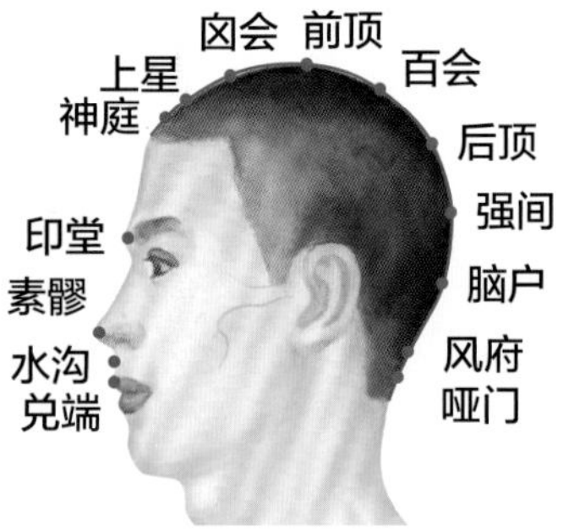

经络循行

● 胸中→会阴→后正中线→头前正中线→上龈正中。

疾病主治

● **头面五官病症：**头痛，目眩，目痛，流鼻涕，鼻出血，咽喉肿痛，口眼歪斜，牙龈肿痛。

● **神志病症：**心悸，健忘，癫痫，晕厥，失眠。

● **泌尿生殖系统病症：**月经不调，遗精，阳痿，遗尿。

● **经脉循行处不适：**腰背痛。

● **其他：**痔疮，脱肛。

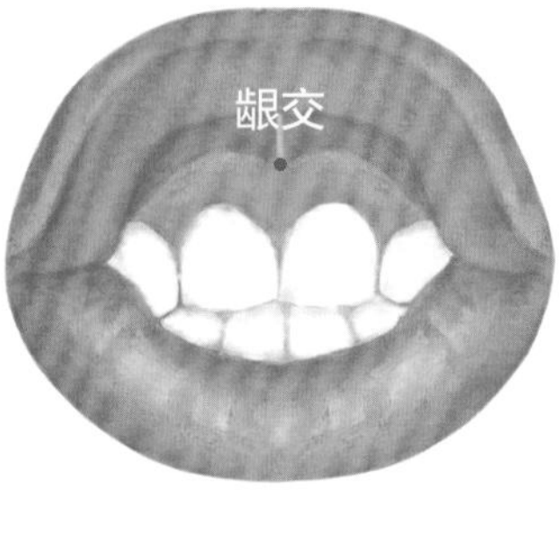

穴位	主治	科学定位	快速取穴
长强	泄泻，便秘，便血，痔疾，脱肛	在会阴区，尾骨下方，尾骨端与肛门连线的中点处	在尾骨端下，尾骨端与肛门连线中点处
腰俞	泄泻，便秘，便血，痔疮	在骶区，正对骶管裂孔，后正中线上	在后正中线上，顺着脊柱向下，正对骶管裂孔处即是
腰阳关	腰骶痛，下肢麻木，遗精，阳痿，月经不调	在脊柱区，第4腰椎棘突下凹陷中，后正中线上	两侧髂前上棘连线与脊柱交点处，可摸到一凹陷即是
命门	遗精，阳痿，不孕，遗尿，泄泻，腰骶、腰脊强痛，虚损腰痛，下肢痿痹	在脊柱区，第2腰椎棘突下凹陷中，后正中线上	肚脐水平线与后正中线交点，按压有凹陷处
悬枢	腹痛，腹胀，泄泻，腰背强痛	在脊柱区，第1腰椎棘突下凹陷中，后正中线上	从命门沿后正中线向上推1个椎体，下缘凹陷处
脊中	腹泻，黄疸，痢疾，痔疮，脱肛，便血，腰脊痛，癫痫	在脊柱区，第11胸椎棘突下凹陷中，后正中线上	两侧肩胛下角连线与后正中线相交处向下推4个椎体，下缘凹陷处即是
中枢	呕吐，胃痛，食欲不振，腰背痛	在脊柱区，第10胸椎棘突下凹陷中，后正中线上	两侧肩胛下角连线与后正中线相交处向下推3个椎体，下缘凹陷处
筋缩	胃痛，癫痫，惊痫	在脊柱区，第9胸椎棘突下凹陷中，后正中线上	两侧肩胛下角连线与后正中线相交处向下推2个椎体，下缘凹陷处
至阳	胸胁胀痛，黄疸，腰背疼痛	在脊柱区，第7胸椎棘突下凹陷中，后正中线上	两侧肩胛下角连线与后正中线相交处椎体，下缘凹陷处
灵台	疔疮，咳嗽，气喘，项强，背痛	在脊柱区，第6胸椎棘突下凹陷中，后正中线上	两侧肩胛下角连线与后正中线相交处向上推1个椎体，下缘凹陷处
神道	惊悸，心痛，心悸，失眠健忘，癫痫，腰背痛	在脊柱区，第5胸椎棘突下凹陷中，后正中线上	两侧肩胛下角连线与后正中线相交处向上推2个椎体，下缘凹陷处
身柱	咳嗽，气喘，腹泻，腰背疼痛，癫痫	在脊柱区，第3胸椎棘突下凹陷中，后正中线上	两侧肩胛下角连线与后正中线相交处向上推4个椎体，下缘凹陷处
陶道	头痛项强，疟疾，脊背酸痛	在脊柱区，第1胸椎棘突下凹陷中，后正中线上	低头，从后颈部隆起最高点，垂直向下推1个椎体，下缘凹陷处

（续表）

穴位	主治	科学定位	快速取穴
大椎	头项强痛，肩背痛，咳嗽喘急，小儿惊风	在脊柱区，第7颈椎棘突下凹陷中，后正中线上	低头，后颈部隆起最高点，下缘凹陷处
哑门	声音嘶哑，舌缓不语，失语	在颈后区，第2颈椎棘突上际凹陷中，后正中线上	沿脊柱向上，入后发际上半横指处
风府	感冒，颈项强痛，眩晕，鼻塞，咽喉肿痛	在颈后区，枕外隆突直下，两侧斜方肌之间凹陷中	沿脊柱向上，入后发际上1横指处
脑户	癫狂，眩晕，头重，头痛，项强	在头部，枕外隆凸的上缘凹陷中	风府直上约2横指，按到一突起的骨性标志上缘凹陷处即是
强间	头痛，目眩，口歪，癫痫	在头部，后发际正中直上4寸	百会与风府连线的中点，脑户穴直上2横指处即是
后顶	项强，头痛，眩晕，心烦，失眠	在头部，后发际正中直上5.5寸	脑户穴直上4横指处即是
百会	眩晕，脱肛，痔疾，子宫下垂，神志病	在头部，前发际正中直上5寸	正坐，两耳尖与头正中线相交处，按压有凹陷
前顶	癫痫，小儿惊风，头痛，头晕	在头部，前发际正中直上3.5寸	正坐，由百会穴向前2横指即是
囟会	头痛，目眩，面红目赤，流鼻涕	在头部，前发际正中直上2寸	正坐，从前发际正中直上3横指处
上星	头痛，眩晕，目赤肿痛，鼻出血	在头部，前发际正中直上1寸	正坐，从前发际正中直上1横指处
神庭	失眠，头晕，目眩，鼻塞，流泪，目赤肿痛	在头部，前发际正中直上0.5寸	正坐，从前发际中点直上半横指处即是
素髎	惊厥，鼻塞，流鼻血，鼻流清涕	在面部，鼻尖的正中央	正坐或仰卧，面部鼻尖正中央即是
水沟	晕厥，中暑，黄疸，挫闪腰痛	在面部，人中沟的上1/3与中1/3交点处	仰卧，面部人中沟上1/3处即是
龈交	口臭，牙龈肿痛，癫狂，腰扭伤，颈项强痛	在上唇内，上唇系带与上牙龈的交点	提起上唇，上唇系带与上牙龈相接处即是
兑端	牙龈肿痛，鼻塞，昏迷	在面部，上唇结节的中点	仰卧，面部人中沟下端的皮肤与上唇的交界处
印堂	失眠，健忘，癫痫，头痛，眩晕，目赤肿痛，三叉神经痛	在头部，两眉毛内侧端中间的凹陷中	两眉头连线中点处即是

任脉经穴

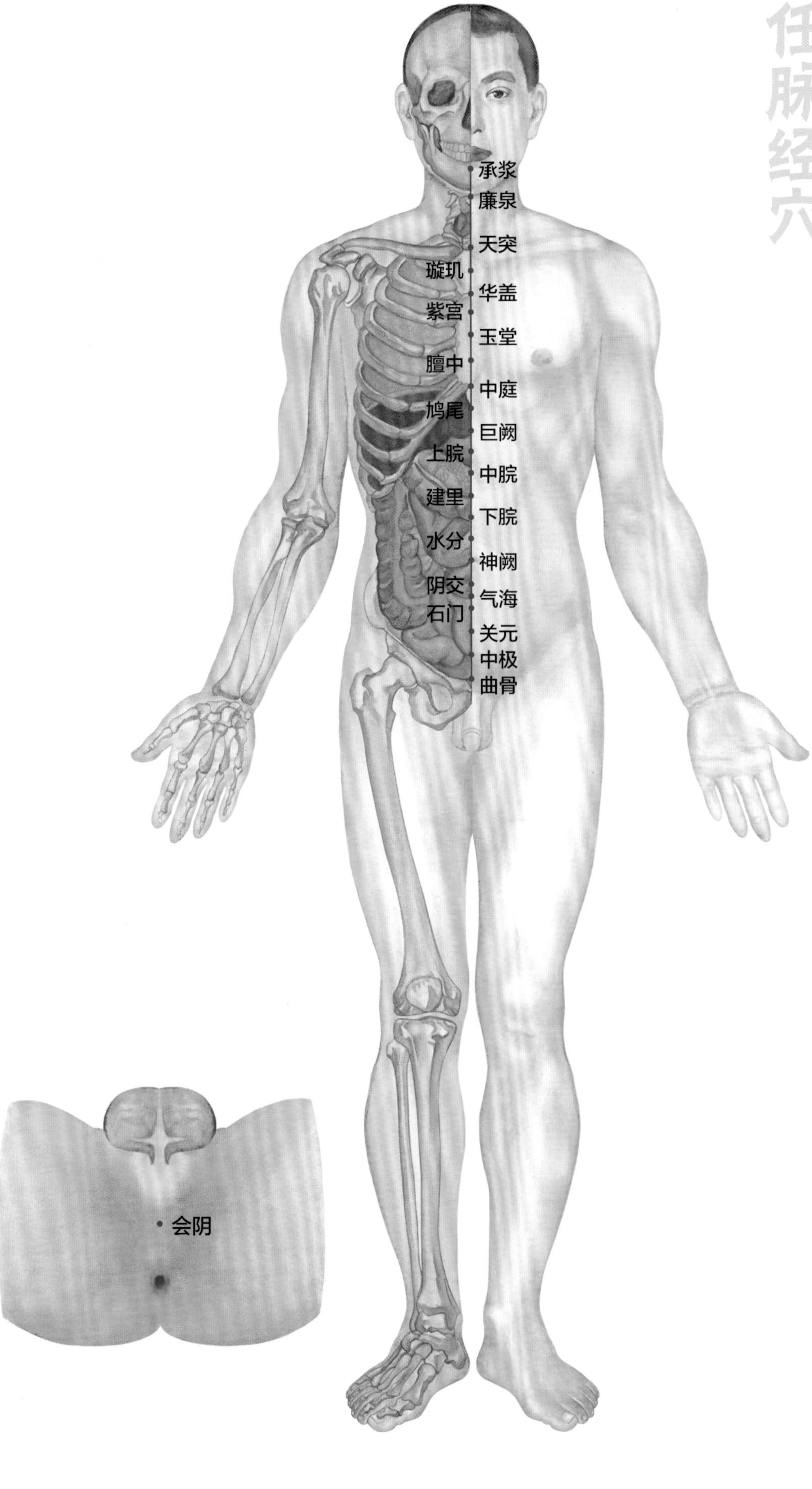
承浆
廉泉
天突
璇玑
华盖
紫宫
玉堂
膻中
中庭
鸠尾
巨阙
上脘
中脘
建里
下脘
水分
神阙
阴交
气海
石门
关元
中极
曲骨
会阴

穴位	主治	科学定位	快速取穴
会阴	阴痒，闭经，溺水窒息，产后昏迷不醒，癫狂	会阴区，男性在阴囊根部与肛门连线的中点，女性在大阴唇后联合与肛门连线的中点	仰卧，双腿分开，男性在阴囊根部与肛门连线的中点，女性在大阴唇后联合与肛门连线的中点
曲骨	遗精，阳痿，月经不调，痛经，遗尿	在下腹部，耻骨联合上缘，前正中线上	在下腹部，前正中线上，从下腹部向下摸到一个横着走行的骨性标志上缘即是
中极	阳痿，遗精，月经不调	在下腹部，脐中下 4 寸，前正中线上	在下腹部，前正中线上，肚脐中央向下两个 3 横指处
关元	遗精，阳痿，月经不调，子宫肌瘤	在下腹部，脐中下 3 寸，前正中线上	在下腹部，前正中线上，肚脐中央向下 4 横指处
石门	腹痛，小便不利，遗精，阳痿，白带异常	在下腹部，当脐中下 2 寸，前正中线上	在下腹部，前正中线上，肚脐中央向下 3 横指处
气海	阳痿，月经不调，痛经，胃下垂，四肢乏力	在下腹部，脐中下 1.5 寸，前正中线上	在下腹部，前正中线上，肚脐中央向下 2 横指处
阴交	遗精，阳痿，月经不调，腹胀，便秘	在下腹部，脐中下 1 寸，前正中线上	在下腹部，前正中线上，肚脐中央向下 1 横指处
神阙	月经不调，遗精，不孕	在脐区，脐中央	在腹部、肚脐中央即是
水分	水肿，泄泻，腹胀，反胃，腹痛	在上腹部，脐中上 1 寸，前正中线上	在上腹部，前正中线上，肚脐中央向上 1 横指处
下脘	腹痛，腹胀，呕吐，呃逆，泄泻	在上腹部，脐中上 2 寸，前正中线上	在上腹部，前正中线上，肚脐中央向上 3 横指处
建里	胃脘痛，呕吐，食欲不振，水肿	在上腹部，脐中上 3 寸，前正中线上	在上腹部，前正中线上，肚脐中央向上 4 横指处
中脘	腹痛腹胀，胃脘痛，急性胃肠炎，顽固性胃炎，呕吐，呃逆，失眠	上腹部，脐中上 4 寸，前正中线上	在上腹部，正中线上，肚脐往上 5 横指处
上脘	胃脘疼痛，呕吐，呃逆，食欲不振，痢疾	在上腹部，脐中上 5 寸，前正中线上	仰卧，在前正中线上，肚脐往上 7 横指处
巨阙	心痛，心烦，健忘，癫狂痫	在上腹部，脐中上 6 寸，前正中线上	仰卧，在前正中线上，肚脐中央往上 8 横指处即是
鸠尾	心悸，心痛，癫狂痫，胃痛，食欲不振	在上腹部，剑胸结合部下 1 寸，前正中线上	从胸骨最下端沿前正中线直下 1 横指处
中庭	心痛，胸满，呕吐	在胸部，剑胸结合中点处，前正中线上	在胸部，平第 5 肋间，前正中线上

（续表）

穴位	主治	科学定位	快速取穴
膻中	胸闷，气喘，心悸，产妇乳少，小儿吐乳	在胸部，横平第 4 肋间隙，前正中线上	在胸部，平第 4 肋间，前正中线上（约是两乳头连线中点）
玉堂	咳嗽，气短，哮喘，咽喉肿痛	在胸部，横平第 3 肋间隙，前正中线上	在胸部，平第 3 肋间，前正中线上
紫宫	咳嗽，气喘，胸胁支满，胸痛	在胸部，横平第 2 肋间隙，前正中线上	在胸部，平第 2 肋间，前正中线上
华盖	咳嗽，气喘，胸胁支满，胸痛	在胸部，横平第 1 肋间隙，前正中线上	在胸部，平第 1 肋间，前正中线上
璇玑	咳嗽，气喘，胸痛，咽喉肿痛	在胸部，胸骨上窝下 1 寸，前正中线上	仰卧，从天突沿前正中线向下 1 横指处
天突	哮喘，咳嗽，咯吐脓血，咽喉肿痛	在颈前区，胸骨上窝中央，前正中线上	仰卧，由喉结直下可摸到一凹窝，中央处
廉泉	舌下肿痛，舌强不语，咳嗽，口舌生疮	在颈前区，喉结上方，舌骨上缘凹陷中，前正中线上	仰靠，在前正中线上，喉结上方，舌骨上缘凹陷处
承浆	中风昏迷，癫痫，口眼歪斜，牙龈肿痛	在面部，颏唇沟的正中凹陷处	正坐，下唇下正中按压有凹陷处即是

经络循行

- 胞中→会阴→前正中线→头前正中线→上龈正中。

疾病主治

- **泌尿生殖系统病症**：月经不调，遗精，阳痿，遗尿，排尿困难。
- **消化系统病症**：腹部疼痛，肠鸣，消化不良，呕吐，腹泻。
- **呼吸系统病症**：咳喘，咽喉肿痛。
- **其他**：心悸，乳汁少，癫痫。

经外奇穴

头颈部经外奇穴

腹部经外奇穴

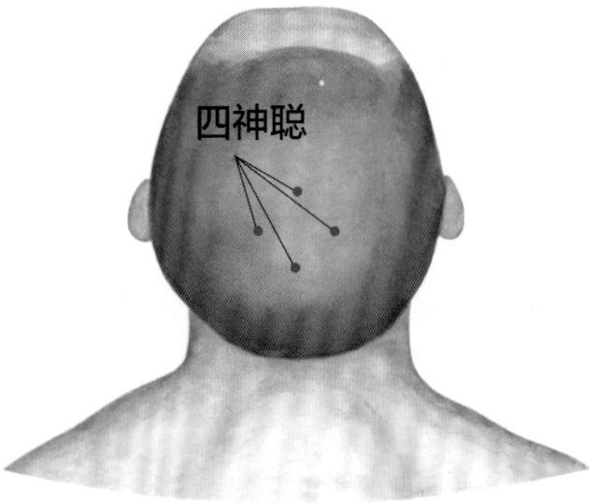

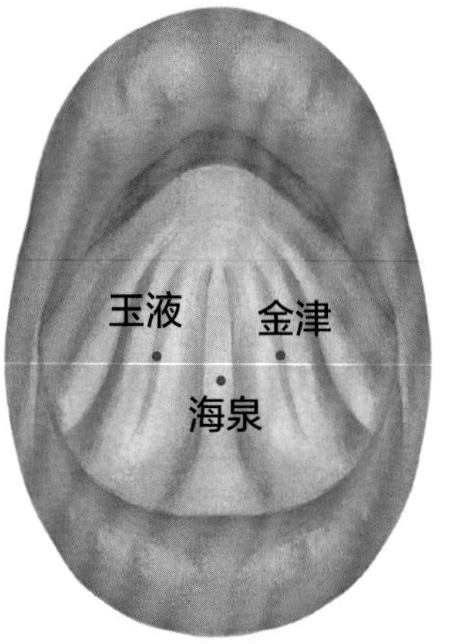

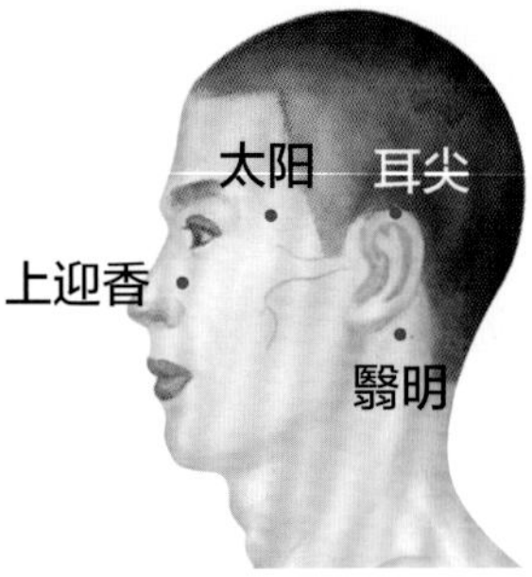

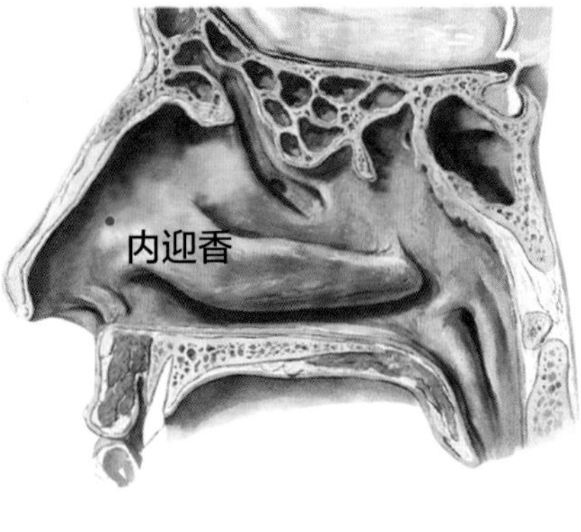

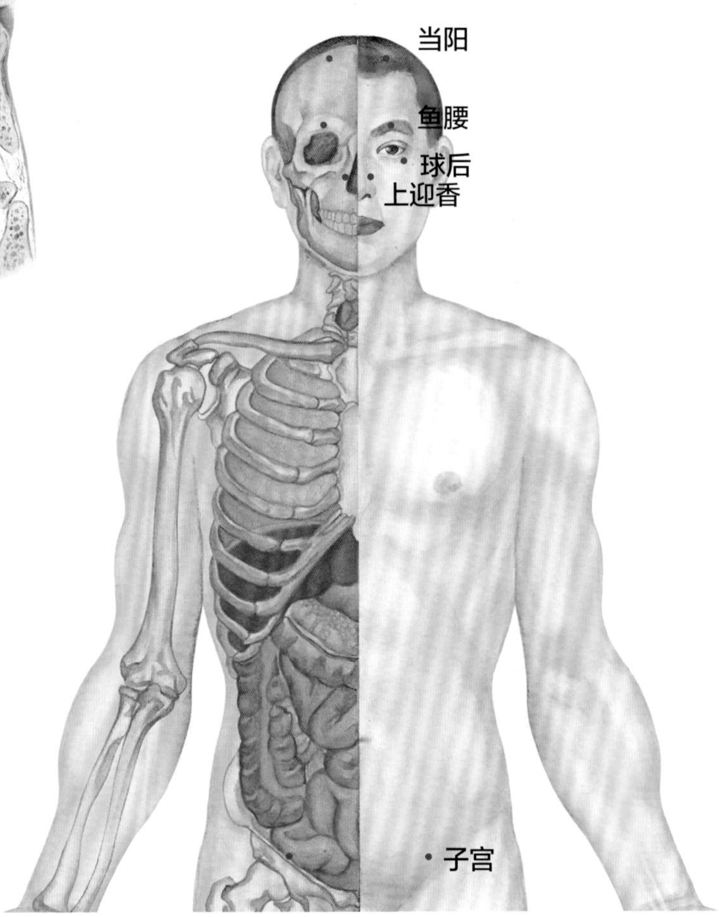

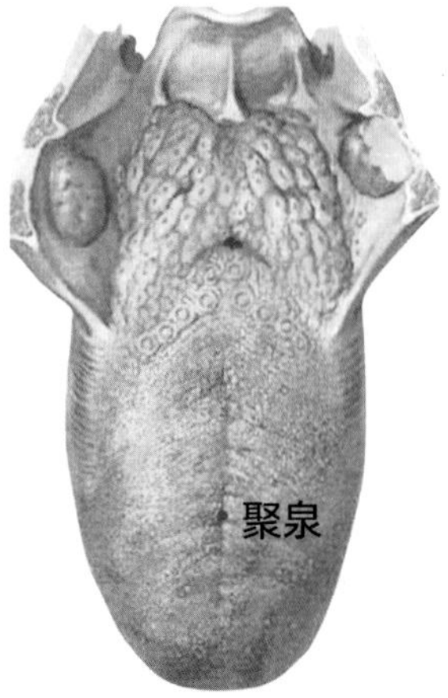

头颈部经外奇穴

穴位	主治	科学定位	快速取穴
四神聪	失眠，健忘，癫痫，头痛，眩晕，脑积水，大脑发育不全	在头部，百会前、后、左、右各旁开 1 寸，共 4 穴	先找到百会，其前、后、左、右各开 1 横指处即是
当阳	失眠，健忘，癫痫，头痛，眩晕	在头部，瞳孔直上，前发际上 1 寸	正坐，两眼平视前方，瞳孔直上入发际 1 横指处即是
鱼腰	眼睑瞤动，口眼㖞斜，眼睑下垂	在额部，瞳孔直上，眉毛中	正坐平视前方，瞳孔直上的眉中点
太阳	失眠，健忘，癫痫，头痛，眩晕，鼻出血，目赤肿痛，三叉神经痛	在颞部，眉梢与目外眦之间，向后约 1 横指的凹陷中	眉梢与目外眦连线中点向后 1 横指，可触及一凹陷，凹陷正中即是
耳尖	急性结膜炎，睑腺炎，沙眼，头痛，咽喉炎，高热	在耳区，外耳轮的最高点	正坐，将耳郭向前折压，耳尖端处即是
球后	视神经炎，青光眼，内斜视，虹膜睫状体炎等各种眼病	在面部，眶下缘外 1/4 与内 3/4 交界处	眼眶下缘分成 4 等分，外 1/4 处即是
上迎香	过敏性鼻炎，鼻窦炎，鼻出血，嗅觉减退	在面部，鼻翼软骨与鼻甲的交界处，近鼻唇沟上端处	沿鼻唇沟向上推，上端尽头凹陷处即是
内迎香	头痛，眩晕，目赤肿痛，鼻炎，咽喉炎，中暑	在鼻孔内，鼻翼软骨与鼻甲交界处的黏膜处	正坐，鼻孔内，与上迎香隔着鼻翼相对应处
聚泉	咳嗽，哮喘，脑血管意外后遗症语言障碍	在口腔内，舌背正中缝的中点处	仰靠，张口，舌上卷，在舌正中缝的中点
海泉	口舌生疮，呕吐，腹泻，咽喉炎，脑血管意外后遗症语言障碍，消渴	在口腔内，舌下系带中点处	正坐，张口，舌上卷，在舌下系带的中点
金津	口腔炎，咽喉炎，扁桃体炎，脑血管病后遗症语言障碍，呕吐，腹泻	在口腔内，舌下系带左侧的静脉上	舌上卷，舌底面，舌系带左侧静脉中点即是
玉液	口腔炎，咽喉炎，扁桃体炎，脑血管病后遗症语言障碍，呕吐，腹泻	在口腔内，舌下系带右侧的经脉上	舌底面，舌系带右侧静脉中点即是
翳明	远视，近视，夜盲症，白内障，青光眼，视神经萎缩，耳鸣，头痛，眩晕，失眠	在颈部，翳风后 1 寸	正坐，头略前倾，先取翳风，翳风后 1 横指，乳突前下方即是
颈百劳	支气管炎，支气管哮喘，肺结核，颈椎病	在颈部，第 7 颈椎棘突直上 2 寸，后正中线旁开 1 寸	低头，头微前倾，大椎直上 3 横指，再旁开 1 横指处即是

腹部经外奇穴

穴位	主治	科学定位	快速取穴
子宫	月经不调，痛经，子宫脱垂，功能性子宫出血，不孕症，子宫内膜炎，盆腔炎，肾盂肾炎，膀胱炎	在下腹部，脐中下 4 寸，前正中线旁开 3 寸	仰卧，肚脐下 4 寸，再旁开 4 横指处即是

经外奇穴

上肢经外奇穴

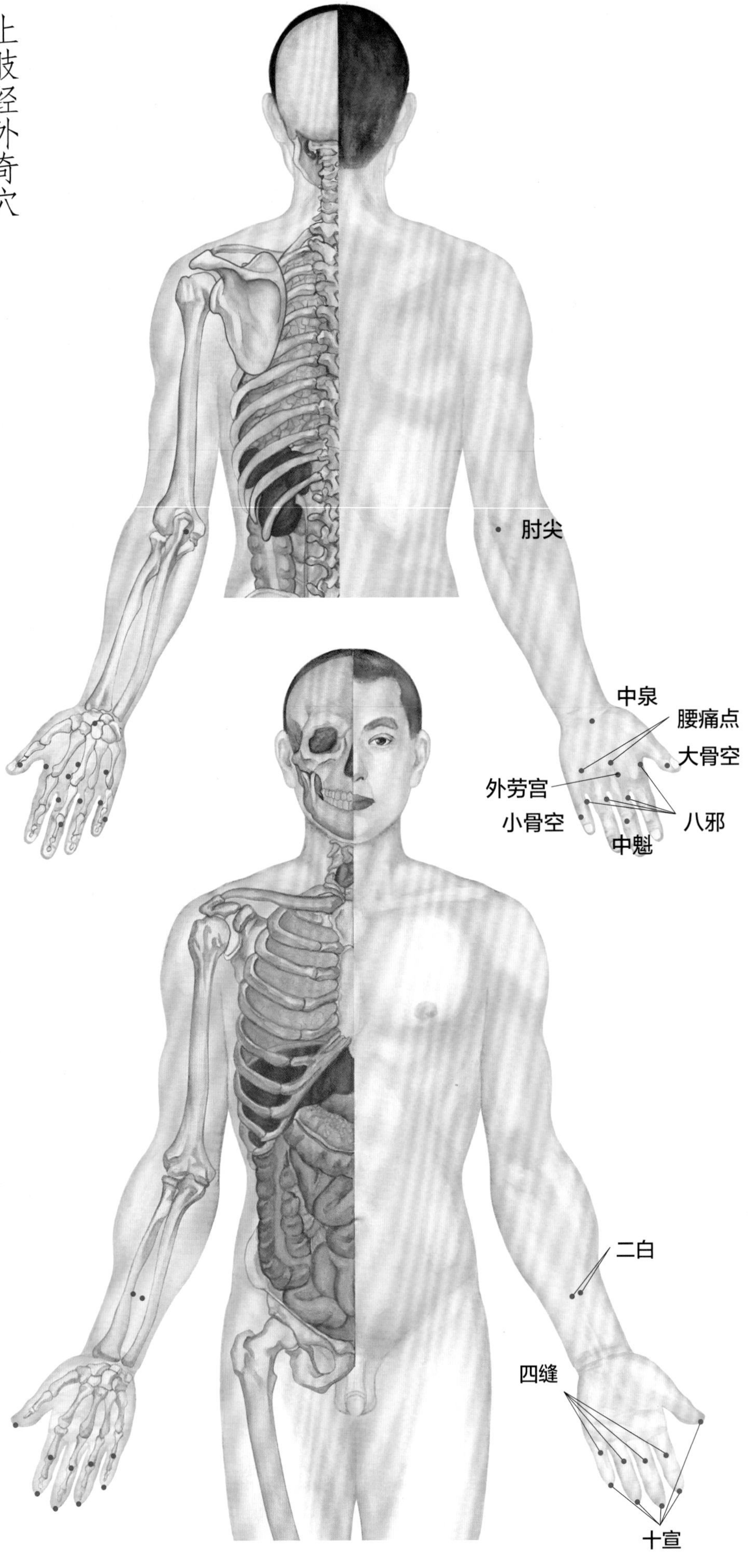
肘尖
中泉
腰痛点
大骨空
外劳宫
小骨空
八邪
中魁
二白
四缝
十宣

上肢经外奇穴

穴位	主治	科学定位	快速取穴
肘尖	颈淋巴结结核，痈疔疮疡	在肘后区，尺骨鹰嘴的尖端	屈肘，摸到肘关节的最尖端处
二白	脱肛，痔疮，前臂神经痛	在前臂前区，腕掌侧远端横纹上4寸，桡侧腕屈肌腱的两侧，一肢2穴	仰掌，曲泽与大陵连线的中、下1/3交界处相平，桡侧腕屈肌腱左右两侧各1穴
中泉	支气管炎，支气管哮喘，胃炎，肠炎	在腕背侧远端横纹上，指总伸肌腱桡侧的凹陷中	俯掌，背侧腕横纹上，与阳池连线的中点即是
中魁	胸腹胀满，黄疸，内踝肿痛	在手指，中指背面，近侧指间关节的中点处	握拳手掌向心，中指背侧近心端指间关节横纹中点即是
大骨空	结膜炎，角膜炎，白内障，鼻出血，急性胃肠炎	在手指，拇指背面，指间关节的中点处	屈拇指，指间关节背侧横纹中点即是
小骨空	眼病，咽喉肿痛，掌指关节痛	在手指，小指背面，近侧指间关节的中点处	小指背侧近端指间关节横纹中点即是
腰痛点	急性腰扭伤	在手背，第2、第3掌骨及第4、第5掌骨间，腕背侧远端横纹与掌指关节中点处，一手2穴	手背第2、第3掌骨间，第4、第5掌骨之间，当掌背中点的凹陷处即是
外劳宫	颈椎病，落枕，偏头痛，咽喉炎	在手背，第2、第3掌骨间，掌指关节后0.5寸（指寸）凹陷中	位于手背中央，与劳宫相对应（第2、第3掌骨间指掌关节后约0.5寸）的骨缝凹陷中
八邪	月经不调，手指麻木，咽痛	在手背，第1至第5指间，指蹼缘后方赤白肉际处，左右共8穴	手背，第1~第5指间的指缝纹端
四缝	小儿百日咳，哮喘，小儿消化不良，肠蛔虫病	在手指，第2至第5指掌面的近侧指间关节横纹的中央，一手4穴	在第2~第5指掌侧，近端指间关节的横纹中点
十宣	昏迷，休克，急性咽喉炎，急性胃肠炎，扁桃体炎，高血压	在手指，十指尖端，距指甲游离缘0.1寸（指寸），左右共10穴	十指微屈，十指尖端，距指甲游离缘0.1寸处

下肢经外奇穴

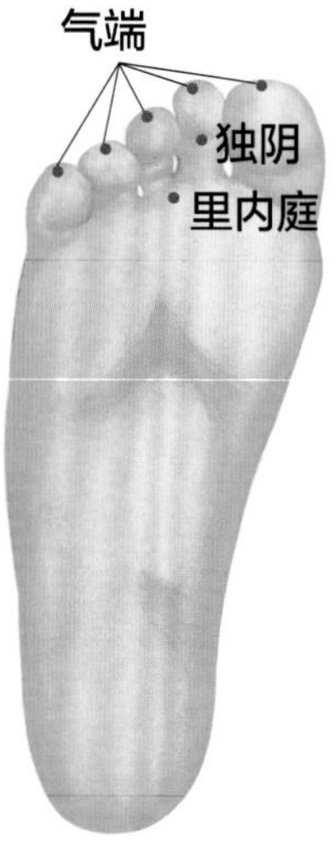

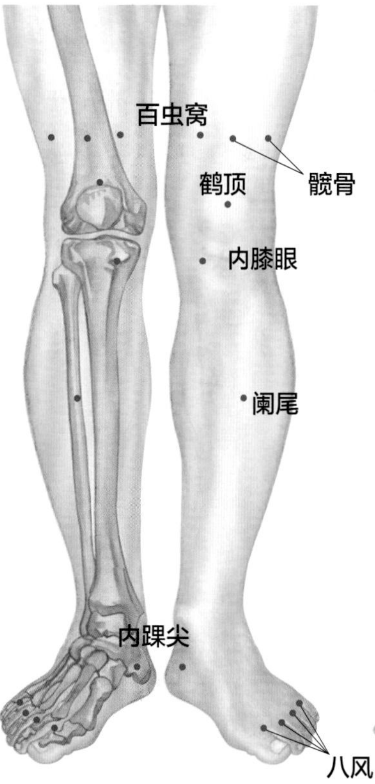

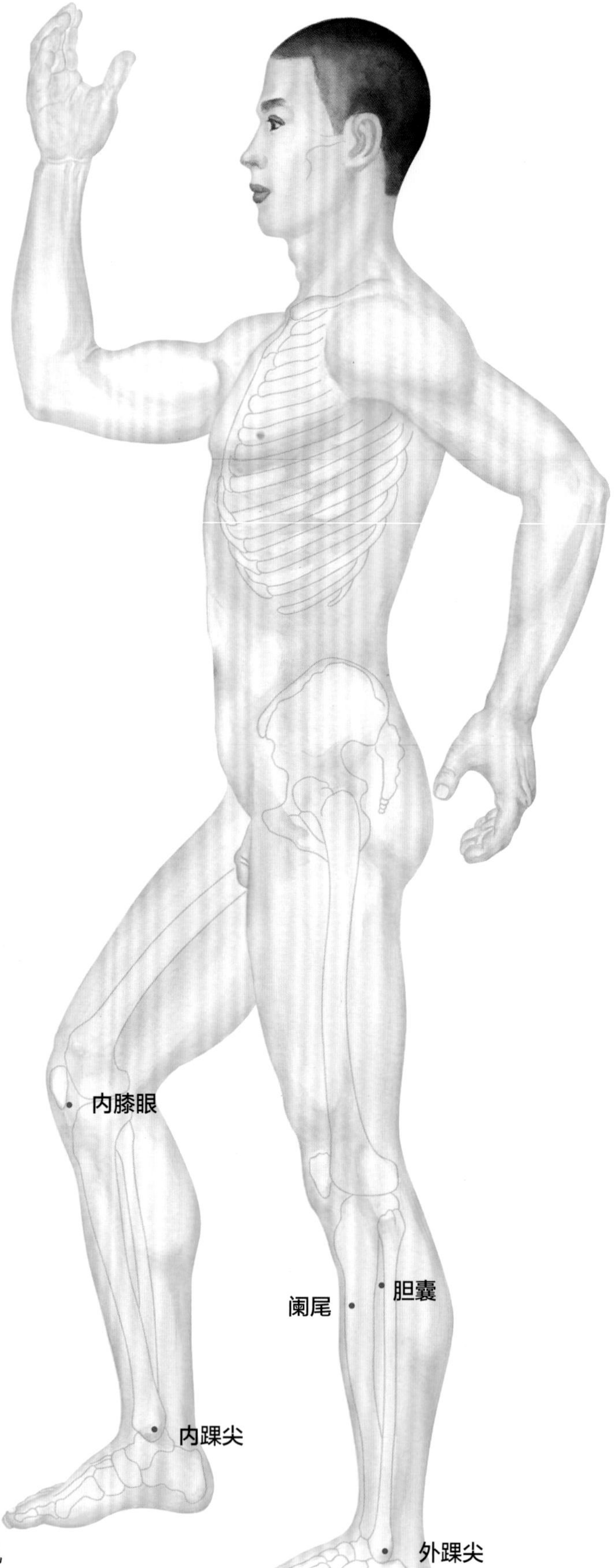

下肢经外奇穴

穴位	主治	科学定位	快速取穴
髋骨	膝关节炎	在股前区，梁丘两旁各1.5寸，一肢2穴	梁丘两侧各2横指处即是
鹤顶	膝关节炎，脑血管病后遗症	在膝前区，髌底中点的上方凹陷处	膝部正中骨头上缘正中凹陷处即是
百虫窝	荨麻疹，风疹，皮肤瘙痒症，湿疹，蛔虫病	在股前区，髌底内侧端上3寸	屈膝，血海上1横指即是
内膝眼	各种原因所致的膝关节炎，髌骨软化症	在膝部，髌韧带内侧凹陷处的中央	屈膝，在髌韧带内侧凹陷处
胆囊	急慢性胆囊炎，胆石症，胆绞痛，下肢瘫痪	在小腿外侧，腓骨小头直下2寸	正坐，阳陵泉直下2横指附近的压痛点
阑尾	急慢性阑尾炎，胃炎，消化不良，下肢瘫痪	在小腿外侧，髌韧带外侧凹陷下5寸，胫骨前端外1横指	正坐或仰卧屈膝，足三里与上巨虚两穴之间压痛最明显处
内踝尖	下牙痛，腓肠肌痉挛	在踝区，内踝的凸起处	正坐或侧卧，足内踝高点即是
外踝尖	牙痛，腓肠肌痉挛	在踝区，外踝的凸起处	正坐或侧卧，足外踝高点即是
八风	头痛，牙痛，胃痛，月经不调，足背肿痛	在足背，第1至第5趾间，趾蹼缘后方赤白肉际处，左右共8穴	足五趾各趾间缝纹头尽处即是
独阴	心绞痛，月经不调	在足底，第2趾的跖侧远端趾间关节的中点	仰卧位，在第2趾掌面远端趾关节横纹中点处即是
气端	足趾麻木，脑血管意外急救，脑充血	在足趾，十趾端的中央，距趾甲游离缘0.1寸，左右共10穴	伸足，十趾趾腹尖端中央

经外奇穴

背部经外奇穴

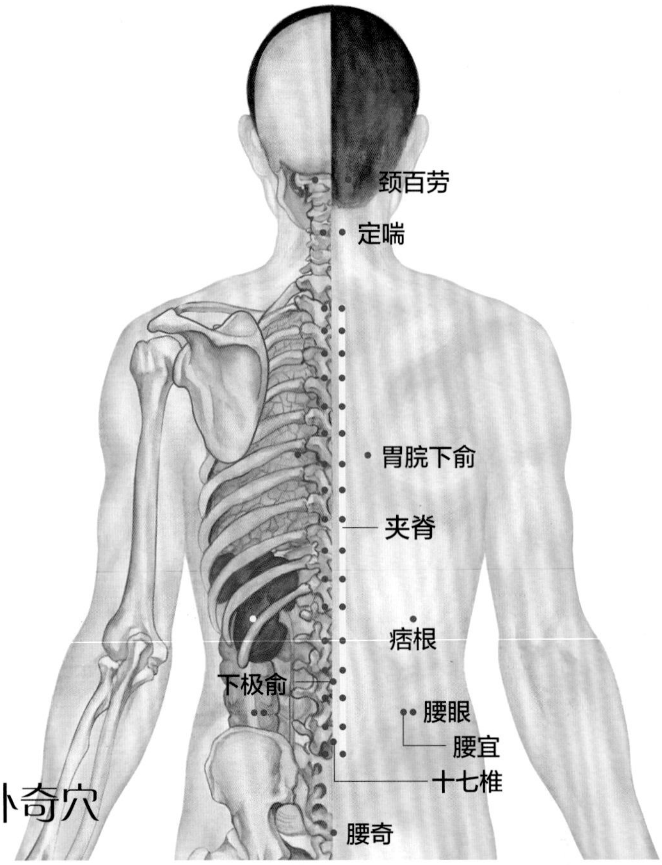

背部经外奇穴

穴位	主治	科学定位	快速取穴
定喘	支气管炎，支气管哮喘，百日咳，荨麻疹，肩背软组织疾患，落枕	在脊柱，横平第7颈椎棘突下，后正中线旁开0.5寸	低头，先在后正中线上取后颈部最高突起处的大椎，大椎旁开半横指
夹脊	上胸部穴位治疗心、肺、上肢疾患；下胸部穴位治疗胃肠疾患；腰部穴位治疗腰、腹、下肢疾患	在脊柱，第1胸椎至第5腰椎棘突下两侧，后正中线旁开0.5寸，一侧17穴	低头，颈背交界椎骨高突处椎体，向下推共有17个椎体，旁开半横指处即是
胃脘下俞	胃炎，胰腺炎，支气管炎，肋间胸膜炎，肋间神经痛（不少针灸著作将胃脘下俞称为“胰俞”，因其对降低血糖有一定作用）	在脊柱，横平第8胸椎棘突下，后正中线旁开1.5寸	两侧肩胛下角连线与后正中线相交处向下推1个椎体，下缘旁开2横指处
痞根	胃痉挛，胃炎，肝炎，肝脾肿大，腰肌劳损	在腰部，横平第1腰椎棘突下，后正中线旁开3.5寸处	肚脐水平线与后正中线交点向上推1个椎体，下缘旁开3.5寸
下极俞	肾炎，遗尿，肠炎，腰肌劳损	在腰部，第3腰椎棘突下	两侧髂前上棘水平线与脊柱交点向上推1个椎体，下缘凹陷处
腰宜	睾丸炎、遗尿、肾炎、腰肌劳损、腰椎间盘突出症	在腰部，横平第4腰椎棘突下，后正中线旁开约3寸	俯卧，两侧髂前上棘水平线与脊柱交点旁开4横指凹陷处
腰眼	睾丸炎，遗尿，肾炎，腰肌劳损	在腰部，横平第4腰椎棘突下，后正中线旁开约3.5寸凹陷中	俯卧，两侧髂前上棘水平线与脊柱交点旁开3.5寸凹陷处
十七椎	月经不调，痛经，痔疮，坐骨神经痛，小儿麻痹后遗症，腰骶部疼痛	在腰部，后正中线上，第5腰椎棘突下凹陷中	两侧髂前上棘水平线与脊柱交点向下推1个椎体，棘突下
腰奇	癫痫，失眠，头痛，便秘	在骶部，尾骨端直上2寸，骶角之间凹陷中	顺着脊柱向下摸，尾骨端直上3横指凹陷处

常见病对症取穴速查

病症	取穴	病症	取穴
感冒	大椎、外关、列缺	支气管炎	天突、尺泽、丰隆
哮喘	内关、定喘、天突	盗汗	大椎、合谷
心律不齐	内关、通里、少府	高血压	曲池、印堂、足三里
贫血	大椎、肝俞、足三里	呃逆	攒竹、天突、内关
胃下垂	中脘、足三里	腹痛	内关、气海、阴陵泉、足三里
腹泻	脾俞、足三里	慢性胃炎	中脘、足三里、内关、阳陵泉
消化性溃疡	中脘、足三里、胃俞	便秘	支沟、照海
婴幼儿腹泻	身柱、大椎、肺俞	小儿遗尿	关元、命门、足三里
尿频	中极、太溪、三阴交	遗精	关元、三阴交、志室
阳痿	肾俞、关元、命门	早泄	肾俞、关元、命门、气海、三阴交
风湿性关节炎	肾俞、关元、大椎、曲池、外关、后溪、合谷、八邪	糖尿病	肺俞、脾俞、肾俞、胃俞、足三里、三阴交
痛风	三阴交、太溪、足三里	肥胖	梁丘、公孙、复溜
头痛	上星、头维、攒竹	三叉神经痛	鱼腰、四白、下关
坐骨神经痛	环跳、承山、秩边、肾俞	月经不调	关元、三阴交、血海
神经衰弱	神门、内关、三阴交	附件炎	关元、子宫、血海、三阴交
癫痫	长强、腰奇、人中	妊娠呕吐	中脘、幽门、足三里、阴陵泉、丰隆
痛经	中极、三阴交、次髎	乳腺炎	足三里、肩井、梁丘、期门
盆腔炎	带脉、阴陵泉、行间、隐白	胆石症	胆囊、胆俞、期门、中脘、阳陵泉
更年期综合征	内关、神门、百会、三阴交	颈淋巴结结核	肘尖、天井、颈百劳
乳汁不足	乳根、膻中、少泽	甲状腺肿	天突、翳风、合谷
胆囊炎	肝俞、胆俞、阳陵泉、太冲	泌尿系结石	肾俞、膀胱俞、三阴交
痔疮	长强、会阳、承山	前列腺炎	秩边、气海、关元、中极、三阴交

（续表）

病症	取穴	病症	取穴
前列腺增生	中髎、足三里、三阴交	颈椎病	大椎、合谷、曲池
落枕	大椎、后溪、悬钟	腰扭伤	肩俞、委中
腰椎间盘突出症	夹脊、督脉、悬钟、阳陵泉、风市、环跳	肩周炎	承山、阳陵泉、曲池
腰肌劳损	志室、肾俞、气海俞、大肠俞、关元俞	腕管综合征	大陵、八邪、内关
腱鞘炎	鱼际、阳溪、太渊	斑秃	内关、神门、肝俞、肾俞、风池
小腿抽筋	承山、委中	黄褐斑	夹脊、督脉、膀胱经
痤疮	风池、四白、曲池、合谷	荨麻疹	曲池、血海、三阴交
湿疹	大椎、血海、三阴交	带状疱疹	肝俞、曲池、合谷
银屑病	曲池、血海、三阴交、夹脊	结膜炎	风池、太阳、睛明、角孙
屈光不正	睛明、承泣、风池	青光眼	风池、瞳子髎、合谷、太溪
夜盲	肝俞、肾俞、睛明、承泣	鼻炎	上星、印堂、迎香、合谷
扁桃体炎	上廉泉、合谷、少商	耳鸣	耳门、翳风、中渚
鼻出血	合谷、上星、迎香、少商	梅尼埃病	百会、内关、太冲、太阳
耳聋	听宫、翳风、外关、风池	口腔炎	劳宫、地仓、曲池
牙痛	太阳、下关、风池、合谷	抽搐	百会、涌泉、内庭、后溪
口腔溃疡	地仓、曲池、足三里	昏迷	人中、十宣、印堂
中暑	人中、百会、印堂	高热	合谷、曲池、人中
休克	素髎、涌泉、内关	肾绞痛	肾俞、阳陵泉
晕厥	人中、合谷、太冲	空调病	神阙、足三里、水分、三阴交、肓俞
胆绞痛	胆囊、胆俞、阳陵泉	烟瘾	耳穴：肺、胃、神门、心、交感
心绞痛	内关、膻中、神门	酒瘾	耳穴：神门、皮质下、心、胃、内分泌